RAINER LANGE

MEDITATION
gerade jetzt

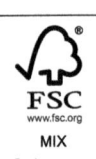

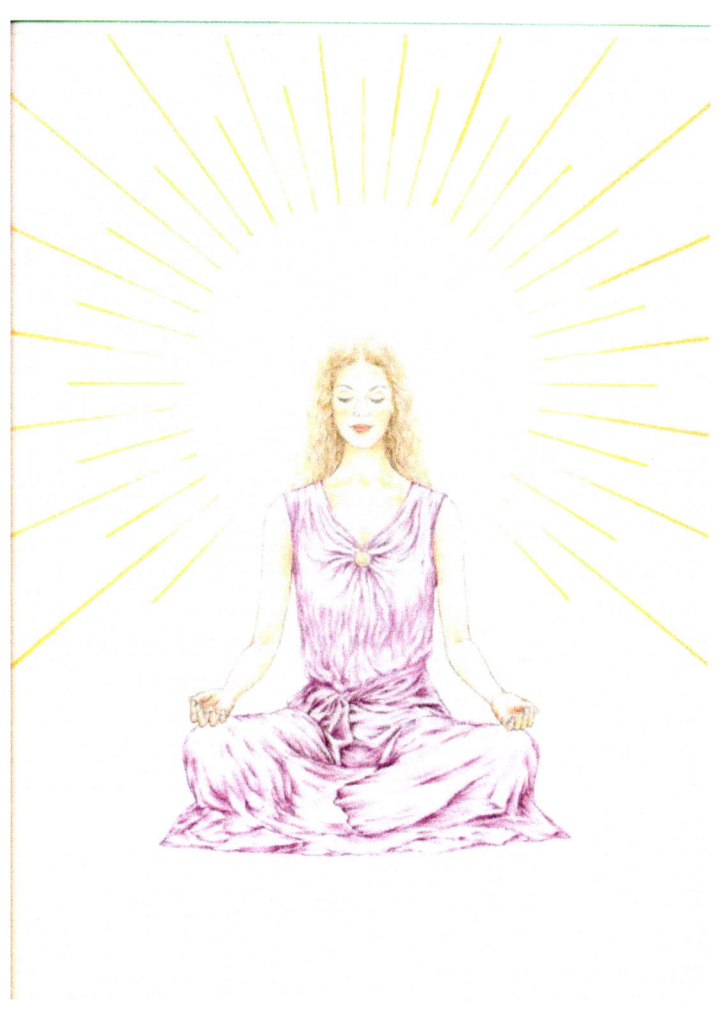

Meditation kann eine Möglichkeit der persönlichen Weiterentwicklung darstellen und sollte nicht als Therapieersatz verstanden werden. Der Autor gibt hier seine gutgemeinten eigenen Erfahrungen und Ansichten wieder und erhebt dabei keinen Anspruch auf Absolutheit.
Haftung für Schäden jeglicher Art, die sich aus einem falsch verstandenen Gebrauch der beschriebenen Methode ergeben könnten, kann nicht übernommen werden.

Größtenteils ist hier nach den alten Rechtschreibregeln verfahren worden. Nur ganz wenige Details wurden von der neuen Rechtschreibung übernommen.
Wir sind zu der Meinung gekommen, dass nach dem ganzen Hin- und Her für uns inzwischen keine Regeln mehr Gültigkeit besitzen und wir im Einzelfall jeweils nach der Logik entscheiden und somit schon mal den gesunden Menschenverstand benutzen.

ISBN 978-3-7392-3215-7

©Rainer Lange - Alle Rechte vorbehalten. Erstausgabe 2002 by Arche Noah, Musik- Buchverlag 2014 und 2015 jeweils überarbeitete Neufassungen D-24941 Flensburg
Tel.: 0461-940 333 6
e-mail: mail@rainer-lange.org

Internet: **www.rainer-lange.org**

Herstellung und Verlag:
BoD – Books on Demand, Norderstedt
Umschlaggestaltung: le beau design, Seefeld

Zeichnung: Ella Ziegler (Cover - meditierende Frau)

Inhaltsverzeichnis

Warum ich dieses Buch geschrieben habe	7
Was ist Meditation?	11
Welchen Sinn hat Meditation?	35
Praktische ANLEITUNG	51
Was kann Meditation bewirken?	63
Unsere GEHIRNWELLEN	83
Verschiedene Formen der Meditation	91
Meditation leben	99
Gefahren oder Bedenken	123
Schlussbetrachtung	133
Lebensregeln (Dalai Lama)	143

Warum ich dieses Buch geschrieben habe!

Die erste und wichtigste Frage für alle, die mit der Meditation in Berührung kommen, lautet:
Warum sollte ich meditieren und welchen Vorteil würde mir die Meditation bringen?

Solcherlei Fragen sind durchaus berechtigt, denn für die meisten Menschen, die bisher noch nichts mit Meditation zu tun gehabt haben, stellt sich das Ganze oft als etwas Abgehobenes und Fremdes, ja Weltfremdes und sogar „Schlafmütziges" dar. Man denkt bisweilen auch an Sekten und Gehirnwäsche oder ordnet diesem Thema etwas Geheimnisvolles und irgendwie Zweifelhaftes zu, oftmals vermischt mit einer nicht geringen Portion Misstrauen.
Andererseits haftet der Meditation auch fast schon etwas Magisches an. Viele Menschen verspüren in Zusammenhang mit Meditation eine gewisse Portion Respekt, aber auch eine Anziehung - in den meisten Fällen jedoch nur, solange sie passiv bleiben dürfen und von ihnen keine unmittelbare Berührung hiermit eingefordert wird.

Was könnte ich in dieser Zeit nicht alles schaffen?!, versuchte mir kürzlich eine Freundin entgegenzuhalten, als ich ihr wegen ihrer Ängste und Depressionen vorsichtig raten wollte, sich doch einmal für die Meditation zu interessieren.
Ich selbst kann mich hier gar nicht ausnehmen. Kurz nach dem Tschernobyl-Unfall bereiste ich mit meiner damaligen Frau den Norden Schottlands, um dort jemanden zu besuchen. Die Person trafen wir zunächst

nicht an und bekamen von Nachbarn die Auskunft, sie würde sich irgendwo in den Bergen aufhalten und dort innerhalb einer größeren Gruppe meditieren - wegen des Tschernobyl-Unglücks.
Unsere ersten Gedanken waren: *Welch' alberner Blödsinn, damit lässt sich diese Tragödie auch nicht rückgängig machen*, und *die sollten lieber aktiv etwas unternehmen, auf die Straße gehen oder in anderer Form lautstark und massiv protestieren.*

Ich hätte es mir damals auch nicht vorstellen können, dass eine leise Form des Sicheinmischens die effektivere Variante darstellen kann. In dem Kapitel *Was kann Meditation bewirken?* werde ich hierzu einiges mehr erläutern.

Man sieht also, für manche stellt sich das Praktizieren der Meditation gewissermaßen als Zeitverschwendung oder als etwas Lasches dar, das nach landläufiger Meinung vornehmlich von Weicheiern, Drückebergern und sonstigen, im besten Falle, nicht so ganz ernst zu nehmenden Zeitgenossen betrieben wird.
Das macht letztendlich deutlich, dass ein riesiges Informationsdefizit vorherrscht, sobald das Gespräch auf das Thema Meditation fällt, meist genährt von überwiegend falschen Vorstellungen. Dieser Mißstand wird noch verstärkt, wenn ich mir, um Aufklärung und Informationen bemüht, einmal Bücher über Meditation anschaue. Entweder sind sie abgehoben und unverständlich geschrieben, so dass sie eher abschrecken und verunsichern, oder sie befinden sich auf niedrigstem Niveau. Hierbei steht dann eine aufdringliche Illustration im Vordergrund und außer ein paar verklärt dargestellten Bildern, umrahmt von einem sparsamen Text, wird keinerlei fundierte Information vermittelt.

Diesen Eindruck habe ich jedenfalls immer wieder gewinnen müssen und leider auch in vielen Gesprächen bestätigt gefunden. Muss denn ein Buch über Meditation wirklich langweilig und griesgrämig, ja freudlos geschrieben sein? Und dies oft in einer Sprache, die den Leser nie direkt anspricht, sondern nach dem Schema verfährt: *Der Aspirant soll......!.* Man verfällt unwillkürlich in den Glauben, hier handele es sich um etwas Antiquiertes, mit dickem Muff Behaftetes, bestenfalls um ein Überbleibsel aus dem vorvorigen Jahrhundert.

Da ich die Meditation als etwas Modernes, Wunderbares, Natürliches, aber auch als etwas Einfaches und ganz und gar Zeitloses ansehe, habe ich beschlossen, ein paar hilfreiche und verständliche Informationen hierüber zusammen zu tragen und Sie durch interessante Hinweise anzuregen, doch selbst einmal „hinter den Vorhang" zu schauen. Vielleicht springt ja der berühmte, aber doch nötige Funke über und Sie spüren ebenfalls das Verlangen, die faszinierende Wirkung dieser „Technik" an eigenem Leib und Seele zu erfahren.

Ich habe mich auf den folgenden Seiten bemüht, dieses Anliegen zu erfüllen und würde mich sehr freuen, Sie mit meinen Worten erreicht und somit erheblich bereichert zu haben.

Rainer Lange

Was ist Meditation?

Es gibt wohl kaum einen Begriff, der so missverständlich verwendet wird wie den der **Meditation**. Auf den Covern unzähliger Musik-CD's wird sich dieses Begriffes bedient, in der Hoffnung, der Käufer würde dieses geheimnisvollen Wortes wegen nach der dargebotenen CD greifen. Selbst bombastisch und laut wütende Klassik wie manche Stücke von Tschaikowski etc., muss nicht selten dafür herhalten, dass alles in den einen großen Topf *Meditation* hineingeworfen wird.

Glück ist erreicht,
wenn das,
was Du denkst,
was Du sagst
und was Du tust
in Harmonie sind.

Mahatma Gandhi

Zahlreiche Seminare werden veranstaltet, die das Thema Meditation zum Inhalt haben. Man weiß, dass bei vielen Menschen eine tiefe Sehnsucht hiernach vorhanden ist - und mehr noch, es besteht eine Hoffnung, allein durch Dinge, die inhaltlich mit Meditation in Verbindung stehen, Hilfe zu erfahren, sich etwas Gutes zu tun, das eigene Heil zu finden.
Doch ist es Ihnen schon aufgefallen? Kaum jemand weiß ganz konkret etwas mit diesem Wort anzufangen - kaum jemand vermag das Wort **Meditation** zufriedenstellend zu definieren! Man hört Bekannte erzählen, sie

hätten einen Meditationsabend verbracht. Hakt man nach und fragt, wie sich denn ihr Meditieren abgespielt habe, so erhält man die Antwort, sie hätten eine Phantasiereise unternommen oder irgendwelche Entspannungsübungen abgehalten.

Alles Mögliche wird als Meditation bezeichnet. Sei es, ein meditatives Malen, geführte, also gesprochene, Entspannungen oder sogar tantrische Übungen. Wandern, Fasten, Abwaschen, Bügeln, ja selbst das Kloputzen wird zuweilen als Meditation bezeichnet.
Alles ist zum Teil auch richtig, diese Dinge gehören zu dem Sammelbegriff **Meditation** - nur treffen sie nicht den wahren Kern dessen, was wir unter der Entspannungstechnik Meditation verstehen.
Grundsätzlich kann alles, was mit Bedacht und Hingabe verrichtet wird, als Meditation bezeichnet werden. Man kann also einen bestimmten Vorgang oder eine Arbeit meditativ ausführen, was wir alle auf jeden Fall anstreben sollten; und es ist durchaus erfreulich, wenn auch das Kloputzen in dieser Form geschieht - nur sollte man nach erfolgreicher Reinigung des WC's nicht unbedingt behaupten, meditiert zu haben.
Wir sehen, es besteht hier ein erhebliches Defizit an konkreter Information. Dies war u.a. für mich der Anlass, dieses Buch zu schreiben.

Also, was ist denn nun wirklich Meditation?

Zunächst müssen wir noch klarstellen, dass es viele (hunderte) von Variationen der Meditation gibt. Und das dieses bedeutungsvolle Wort Meditation quasi ein Sammelbegriff für eine Vielzahl von Varianten darstellt. Doch das soll uns nicht zusätzlich verunsichern und schon gar nicht etwa abschrecken. Es ist in keiner

Weise notwendig, alle verschiedenen Formen zu kennen, oder sie gar anzuwenden.

In einem separaten Kapitel werde ich Ihnen einige wenige Varianten kurz vorstellen. Nicht, um mich in für Sie uninteressante Details zu verlieren, sondern nur, um Ihnen der guten Ordnung halber einen kleinstmöglichen Abriss der vorhandenen Vielfältigkeit zu präsentieren! Ansonsten werde ich mich bemühen, Ihnen das praktische Wissen, das ich mir persönlich über dieses Thema angeeignet habe, in verständlicher Form weiterzugeben.

Sich selbst zentrieren durch Verharren im Nichtstun!

Auf diese kurze Formel ließe sich eigentlich das Wesen der Meditation reduzieren. Somit hätten Sie endlich Ihre lang ersehnte Antwort und könnten an dieser Stelle das Buch auch schon wieder zuklappen. - Allerdings auch nur dann, wenn sich bei Ihnen kein weiteres Verlangen nach mehr Hintergrundinformation einstellen sollte.

Fragen wir einmal beim Brockhaus nach, so bekommen wir zur Antwort: *(lat. meditari >nachsinnen<, medetatio >Besinnung<, >besinnliche Betrachtung<), die durch entsprechende Übungen bewirkte oder angestrebte geistig-geistliche Sammlung (oft in Abgeschlossenheit und unter dauerndem Schweigen). Sie soll, von körperlicher Entspannung und Haltung unterstützt, den Menschen zu seinem eigenen innersten Grund führen.*

Diese Aussage trifft es auch schon im Wesentlichen. Das Wort **meditari** schließt sowohl das Nachsinnen bzw. Nachdenken, als auch das Üben mit ein, wobei das Hauptgewicht weder auf Denken noch auf Üben liegt.

Ebenso bedeutet Meditation die eigene Mitte zu finden, sich zu zentrieren, nach innen zu gehen, oder auch sich selbst zu besuchen.

Doch wie können wir dies anstellen? Welche Leistung müssen wir erbringen, um ein solches Gelingen zu erreichen? Im Besonderen geschieht dies - wie bereits erwähnt - durch ein Nichtstun und zwar in dem Maße, wie es durch dieses Nichtstun gelingt, in uns eine absolute Leere zu schaffen. Wir müssen uns also im Nichtstun disziplinieren!
Zugegebenermaßen lässt es sich recht schwer nachvollziehen, dass dieses Nichtstun nun Meditation bedeuten soll.

Es bedeutet also nichts zu tun?

Ich räume ein, diese Aussage lässt sich zunächst einmal nur schwer nachvollziehen. Genau aus dem Grunde erleben wir es auch, dass jemand, der meditiert, belächelt und nicht ernst genommen wird - weil eben keine Leistung sichtbar wird.
Und das in einer Zeit, in der nur Leistung zählt, ist dies natürlich nicht leicht zu verstehen. Bei oberflächlicher Betrachtung wird ja auch nur dieses Nichtstun, ein Unterlassen, sichtbar und kann von daher kaum als erstrebenswerte Tugend oder als eine Leistung erkannt werden.
Andererseits lachen wir auch niemanden aus, der sich am Abend nach verrichteter Arbeit in sein Bett legt, um zu schlafen, also um aufzutanken.

Diese Notwendigkeit, unseren Körper von Zeit zu Zeit neu zu beleben, besteht nun einmal. Bei unserem Auto würden wir diesen Vorgang niemals hinterfragen. Ist der Tank leer, muss er aufgefüllt werden - ganz klar! Bezeichnenderweise finden wir über die Technik oftmals leichter Zugang zu uns und unserem Körper.

So liegt also in dem Kritikpunkt „Nichtstun" die Leistung, die es zu erbringen gilt und deren Beherrschung über den Erfolg unserer Meditation bestimmt.
Dass ein Nichtstun bzw. ein Nichtdenken im gewissen Sinne eine Leistung darstellt, zeigt sich spätestens dann, wenn Sie es einmal versucht haben sollten, beispielsweise *nicht* an einen Elefanten zu denken. Probieren Sie es doch einmal aus. Entspannen Sie sich und denken Sie jetzt an alles andere, nur nicht an einen Elefanten!
Sie werden erleben, dass vor Ihren Augen permanent nicht nur *ein* Exemplar dieser Gattung, sondern eine ganze Herde Elefanten hin und her laufen wird.

Jeder kennt dies: Sie haben etwas vergessen, aber kommen einfach nicht mehr darauf, was es noch war. Man kann noch so konzentriert und angestrengt nachdenken - es nützt einfach nichts, es ist wie weggeblasen! Versucht man es jetzt, genau umgekehrt, sich zu „entspannen", indem man **nicht** daran denkt – dann ist es plötzlich wieder da.
Und das ist auch schon das Prinzip!

Begeben wir uns also (wie im 4. Kapitel näher beschrieben wird) in die gewünschte Entspannung, reduzieren sich unter Mithilfe bzw. Verlangsamung des Atmens, unser Herz- und Pulsschlag. Vereinfacht gesagt: der Körper schaltet nun auf eine langsamere

Gangart, auf eine andere Frequenz um und erreicht es schließlich (nach fleißigem Üben!), die eigene Mitte zu finden.

Dies allerdings nicht durch ein *aktives* Hingehen zur Mitte, sondern er wird gewissermaßen „zur Mitte gegangen" (geführt), dort hingebracht, er wird also von Innen her und nach Innen hin in seiner Mitte versammelt.

Hier erreicht es der Mensch einerseits, binnen kürzester Zeit seine, durch den Alltagsstress entleerten Akkus wieder aufzuladen, und zudem mehr und mehr Bewusstsein zu entwickeln und somit tiefer und tiefer in den unerschöpflichen See der Erkenntnis einzutauchen.

Wir müssen es also lernen, unsere Gedanken zu beherrschen, sie zu kontrollieren - sie schließlich abzuschalten, wenn wir sie nicht benötigen. Der Versuch, das Beherrschen dieser Fertigkeit anzustreben - das ist bereits Meditation!

Beginnen wir mit dem Meditieren, so wird uns erst einmal bewusst, welche Menge an Gedanken in unserem Geist ständig ein- und ausgeht. In Spitzenzeiten, also in besonders stressgeballten Zeiträumen, geht es soweit, dass sich immer wieder neue Gedanken in die Warteschlange hineindrängeln, kaum dass die vorigen Gelegenheit bekamen, sich auszubreiten, sich zu entblättern und somit lediglich ein Flackern an Gedankenimpulsen an uns vorbeihuscht. Dass dabei kein konzentriertes Handeln mehr entstehen kann, bedarf keiner Frage. Sollten wir obige Symptome an uns spüren, dann wird es allerhöchste Zeit etwas zu ändern.

Aber das dürfte jedoch für Sie kein Problem mehr darstellen, denn Sie haben ja jetzt dieses Buch in die Hand genommen!

Wie Neurowissenschaftler nun erforscht haben, ruht das Gehirn nie!! Und wenn es im Ruhemodus läuft, ist es, entgegen unserer Vorstellung, *besonders* aktiv und verbraucht dann kurioserweise *viel mehr* Energie, als wenn es irgendwelche Aufgaben verarbeitet.

Studien belegen, dass das „Default-Mode-Netzwerk", wie sich dieses Phänomen in der Fachsprache nennt, sogar noch während des Schlafs oder auch in der Narkose stark aktiv ist - und das nicht nur bei Menschen, sondern auch bei Affen und Ratten.

Also ist Leerlauf anstrengender als Arbeit?!

Doch man fragt sich natürlich: Warum ist es so? Warum kann denn Ruhe anstrengender als Arbeit sein?

Infolge dieser uns zunächst unverständlichen Aktivität im Ruhemodus werden „Störungen" bzw. Entwicklungen ausgelöst, die letztendlich auch zu Krankheiten führen (sollen?).

Man könnte natürlich dieses Phänomen detailliert ausbreiten und es wissenschaftlich zu erklären versuchen. Forscher sind seit relativ kurzer Zeit erst an diesem Thema dran, doch, um es abzukürzen, ich würde schon jetzt sagen, diese „Einrichtung" ist da, um für die Polaritäten, für weitere Konflikte (Prüfungen) zu sorgen!

Der Schöpfer hat neben einem „Verfallsdatum" weitere „Instrumente" in unserem Körper eingebaut, die nämlich „Angriffspunkte" und Schwächen sicherstellen sollen!

Wir w(s)ollen uns ja weiterentwickeln und das können wir nur, so bitter es zunächst erscheint, am besten in Konfliktsituationen.

Man kann es besonders oft bei vielen älteren Menschen beobachten, wenn sie, kurz nach dem Renteneintritt, sie also jetzt eigentlich ihre Ruhe genießen könnten, krank werden und auch nicht selten kurz danach sterben!

Eine wirkliche Stille und Regenerierung kann nur dann erreicht werden, wenn das Gehirn Meditation oder auch Autogenes Training betreibt. Hirnstudien zeigen mittlerweile, dass vor allem die Meditation weit über eine normale Entspannung hinausgeht. Dabei können wir nach entsprechender Übung lernen, die Aktivität des Default-Mode-Netzwerks zu hemmen, womit dann das „Geplapper" der inneren Gedanken irgendwann aufhört!

Also, die einzige Möglichkeit richtig aufzutanken und vollkommen erfrischt zu sein, ist einfach die **Meditation**!

Von daher wird es erst recht immer dringlicher, die Meditation zu erlernen und zu praktizieren.

Es sei der Geist, der sich den Körper baue, schrieb Friedrich Schiller einst im „Wallenstein". Langsam sieht auch die Neurowissenschaft, dass der Dichter und Arzt damit Recht hatte: *Nämlich, dass die* **Seele***, also das Geistige, den* **Leib** *verändern kann.*

Die Meditation wirkt im Gehirn wie ein Jungbrunnen. Hierbei erhöht sie die Substanz in den Gehirnarealen, die für Aufmerksamkeit, Konzentration und Erinnerung wichtig sind.

„Versorgen" wir uns mit guten, schönen Gefühlen, dann verbessern wir den Tonus des „Nervus Vagus", was wiederum mit einer guten, stabilen Gesundheit verbunden sein kann.

Es ist eine schöne Bestätigung, dass Wissenschaftler inzwischen ebenfalls zu diesen Resultaten gekommen sind. So haben sie u.a. die Heilkraft des Geistes erforscht. Die Amerikanerin und Psychologin Bethany Kok (29), untersucht den sogenannten *Vagusnerv*. Dieser läuft vom Hirnstamm den Hals entlang durch die Brusthöhle bis zu den Eingeweiden und endet in vielen Verästelungen (man kann seinen Bewegungsverlauf auch ein Vagabundieren nennen, das ihm diesen Namen „Vagus" verpasst hat). Er versorgt die äußeren Gehörgänge, den Schlund, den Kehlkopf, die Lunge, den Magen, den Darm und das Herz.

Beim Einatmen schlägt das Herz oftmals etwas schneller als beim Ausatmen. Dieser Unterschied ergibt den Spannungszustand des Vagusnervs. Außerdem sei er neben einer guten Verdauung für soziale Kontakte unverzichtbar. Der Blick in die Augen, das einfühlsame Lächeln und das zustimmende Nicken – all' dies geschehe ebenfalls über den Vagusnerv.

Es ist natürlich kein ganz einfacher und schneller Weg, dort hinzukommen und diese reichhaltige Palette an Möglichkeiten für uns nutzen zu können. Aber wir sind auf einem guten Weg, keine Elefanten mehr zu sehen, wenn wir sie nicht sehen wollen, keine Gedanken mehr auf uns einstürmen, nachdem wir sie abgeschaltet haben - andererseits wir jedoch nach einem „Einschalten" auch besonders *klare* Gedanken wahrnehmen können.

Wir müssen immer wieder versuchen, in der Meditation die sich uns einstellenden Gedanken *nicht* festzuhalten, ihnen auch *nicht* nachzugehen, sie keinesfalls zu bewerten, sie stattdessen einfach weiterziehen zu lassen. Irgendwann sind sie halt verschwunden, und unser ständig zappelnder Geist hat sich dann endlich beruhigt und die nötige Leere erreicht.

Diese Leere ist eben besonders wichtig, denn nur die „Gedankenleere" kann Platz für etwas Neues machen und den unnötigen Müll hinauswerfen!

Es ist zu anfangs natürlich nicht ganz einfach, diese Gedankenleere zu erreichen. Achten Sie einmal darauf, wie viel Zeit Sie jeweils benötigten um zu bemerken, dass Sie einem neuen Gedanken nachgehen. Es braucht manchmal 1-2, oder sogar bis zu 5 Minuten, bis man bemerkt, wieder in eine Gedankenkette zurückgefallen zu sein. Dann erst entsteht der Impuls, sofort damit aufhören zu müssen!

Es kann aber auch geschehen, von einem außerordentlich interessanten Gedanken „überfallen" zu werden und sich dann darin zu verlieren, so dass man vollständig vergisst, eigentlich die Gedankenleere üben zu wollen!

Haben wir aber dann die ersten Erfolge erreicht und es ist uns gelungen, den Geist für 30 Sekunden völlig frei von jedem Gedanken zu halten (was für einen Anfänger schon ziemlich gut ist – 1 <eine> Minute ist schon fast traumhaft!), dann können wir folgendes Phänomen erleben:

Wir werden aufgeregt und beginnen, unseren Erfolg zu kommentieren, wie etwa zum Beispiel mit den Worten:

Toll, dass hätte ich nie gedacht, es funktioniert, das ist großartig, dass ich es heute schaffe, usw...
Doch, das ist ja schon wieder ein Gedanke, halt – halt, und dann etwas ärgerlich hinterfragt, warum wir denn alles immer kommentieren müssen. Nach einiger Zeit gewöhnt man sich daran, es langsam nach und nach zu schaffen und macht dann auch kein Aufhebens mehr davon.
Fast jeder erlebt aber auch eigenartige Dinge und/oder Gefühle, die einem beim Üben der Gedankenleere widerfahren kann, doch die ich jetzt gar nicht näher benennen will! Der eine erlebt sie früher, der andere später.

So, ist dieses wichtige **Ziel** nun erreicht, können wir uns in diesem ersehnten Zustand endlich wieder erholen und auftanken. Durch ein stetiges Praktizieren entwickeln wir unsere Fertigkeit ständig weiter, und entdecken einen Zustand jenseits des Denkens, einen Zustand reinen Bewusstseins - ohne Inhalt.
Es ist zuerst natürlich etwas ungewohnt, den Geist an einer Stelle zu halten. Doch wir schaffen es irgendwann, wenn wir nur beharrlich genug üben!

Und ebenso können wir es dann auch schaffen zu lernen, wie wir auf einmal die Gedanken und Gefühle steuern können. Sie werden uns eines Tages folgen, und werden dort sein, wo wir sie haben wollen.
So hilft uns die Meditation nicht nur bei der Entspannung, sondern auch dabei, in der Entspannung **unliebsame Gefühle loszulassen**!

Irgendwann, nach reichlichem Üben, können wir also Herr unserer Gefühle, unserer Stimmung werden. Nüchtern ausgedrückt, kann man sagen, Stimmungen bei uns manipulieren zu können! So bekommen wir es hin, in der Lage zu sein die schlechte Laune zu vertreiben, gemäß den Zitaten:

Wenn das Leben schön ist,
dann bin ich glücklich,

es geht aber viel besser andersherum, nämlich:
Wenn ich glücklich bin,
dann ist das Leben schön!

oder

Sind wir glücklich wenn es uns gut geht?
Nein, es geht uns gut, wenn wir glücklich sind!

Je beständiger wir also die Meditation betreiben, desto weiter werden wir voranschreiten. Je weiter wir voranschreiten, desto mehr Türen unseres eingeschränkten Bewusstseins werden sich uns öffnen; Desto mehr, bisher noch Verschleiertes, wird sichtbar werden.

Meditation hat zunächst nichts mit Religion zu tun. Ob nun christlich, hinduistisch, buddhistisch oder muslimisch ausgerichtet, es geht immer nur um den Weg nach innen. Um uns in Balance zu halten, ist dieser Weg nach innen als Gegenpol zu unserer äußeren, materiellen Welt unverzichtbar. Doch zurzeit müssen wir leider ein sehr starkes Übergewicht des Materiellen erleben, worin die jetzt vorherrschenden Zustände begründet liegen.

In der heutigen, doch so sehr aufgeklärten Zeit, haben wir uns voll und ganz dem Materiellen unterworfen, werden also in unserem Denken und in unseren Zielen hiervon geleitet. Wir lassen Dinge außerhalb dieses materiellen Weltbildes so gut wie gar nicht mehr zu. Das war nicht immer so;
Eine Zeitgrenze dieser Denkweise lässt sich hier etwa im 16. Jahrhundert erkennen. Bis dahin stand noch fest, dass die Natur ausschließlich auf Gott zurückzuführen sei.
Heute wollen wir jedoch nur das wahrhaben und anerkennen, was handfest und wissenschaftlich bewiesen ist. Ununterbrochen streben wir nach Macht und versuchen alles zu kontrollieren. Angefangen in der Familie, setzt sich dieser Drang in der Firma und letztlich im Staat fort;
Einige Machthaber hätten neben „ihrem" Land gern den gesamten Planeten unter Kontrolle und sind teilweise derart größenwahnsinnig, dieses maßlose Verlangen am liebsten auch auf das gesamte Universum ausdehnen zu wollen. Doch zum Glück haben sie dabei die Rechnung ohne den Wirt gemacht, denn so ohne weiteres gewährt dieser „Wirt", unser Schöpfer, den gewünschten Gesamteinblick in sein gigantisches, wunderbares Werk *nicht*.

Seit dem Urknall vor rund 13 Milliarden Jahren hat sich unser Universum unaufhaltsam ausgedehnt. Stellen wir uns nun einmal vor, was der Physiker Carl Sagan so schön veranschaulicht hat:
Wir bekommen in einer klaren Nacht etwa soviel Sterne zu sehen, wie wir Sandkörner in einer Hand aufnehmen können - dies sind etwa 5.000 bis 6.000! All' diese vielen, vielen Sterne sind jeweils einem Sonnensystem

mit ihrer Sonne als Zentralstern zugeordnet. Hierdurch wird schon deutlich, um welche Würmchen es sich bei uns Menschen handelt. Die nächste Sprachlosigkeit setzt ein, wenn wir versuchen uns vorzustellen, dass es im Kosmos wiederum mehr **Sonnen** geben dürfte, als Sandkörner an **sämtlichen** Stränden unseres Planeten!

Können Sie noch? Dann halten Sie sich jetzt fest:
*Denn trotz dieser unvorstellbaren Menge an Sandkörnern bzw. Sternen, verkörpern diese **nicht** das dominierende Element im Kosmos, sondern bilden in Anbetracht der dort herrschenden, ergreifenden Leere ein ausgesprochen seltenes Ereignis!*

In der Wissenschaft weiß man inzwischen auch, dass unser menschliches Nervensystem mit den Ausmaßen und Strukturen des Weltalls vergleichbar ist. Wie im Kleinen, so im Großen (Hermetik) - eine riesige Anzahl von Nervenzellen, und zwar etwa 100 Milliarden, lassen sozusagen von einem „Kosmos im Kopf" sprechen. Diese Zahl übertrifft noch die Anzahl aller Sterne in unserer Milchstraße.

All' diese vielen Nervenzellen stehen in Verbindung miteinander und sind in der Lage, untereinander und über das Rückenmark sowie über das vegetative Nervensystem kleinste elektrochemische Impulse auszutauschen.

Dieses unvorstellbar arbeitende System mit all' seinen Untersystemen muss jeden Tag mit einer ebenso unvorstellbaren Geschwindigkeit viele Millionen elektrochemischer Impulse verarbeiten - und dies in Tag- und Nachtschicht, denn es managt unseren Körper auch im Schlaf.

Solche Zahlen können uns einen Aufschluss über die ungeahnten Dimensionen unseres Gehirns geben, und uns in diesem Zusammenhang die Weite und Tiefe des Universums und der Schöpfung spüren lassen. Und trotzdem kommen wir uns immer sehr souverän und aufgeklärt vor, wenn wir behaupten „Realisten" zu sein und somit glauben, durch diese Aussage eine Überlegenheit und Klarheit unseres Geistes dokumentiert zu haben. Doch verhält es sich so, dass auf der Skala der gesamt existierenden Realität das vordergründig Sichtbare nur den verschwindend kleinen Anteil von etwa höchstens *acht - zehn* Prozent einnimmt, während die restlichen über neunzig Prozent von dem Nichtsichtbaren belegt werden.

Ein wunderschönes und in der Einfachheit kaum zu übertreffendes Bild hierzu zeichnete Matthias Claudius in der folgenden Strophe seines Gedichtes *Der Mond ist aufgegangen*:

Seht ihr den Mond dort stehen?
Er ist nur halb zu sehen,
und ist doch rund und schön!
So sind wohl manche Sachen,
die wir getrost belachen,
weil unsere Augen sie nicht sehen.

Schöner kann man derartige Zusammenhänge wohl kaum verdeutlichen. Es wird schnell klar, dass sich der erheblich größere Anteil unserer Existenz auf einem von uns wissenschaftlich nicht erfassten, und durch unser materiell geprägtes Denken nicht zugelassenen Terrain befindet. Gleichwohl begnügen sich die meisten Menschen, die sich Realisten nennen, erstaunlicherweise immer noch mit dem kleineren Anteil des Existierenden. - Hauptsache, es ist für sie greifbar und

gewährleistet, dass alles so bleibt, wie es immer war und ihnen keine Veränderung droht!
Menschen wiederum, die sich außerhalb dieses (von der Mehrheit zugelassenen) Raumes bewegen, bekommen ständig zu spüren, dass man ihnen mit Misstrauen, Unverständnis, Befremden, Hilflosigkeit, aber auch mit Staunen und Bewunderung begegnet.

Auch ich kann hiervon ein (sehr langes) Lied singen. Da ich mich einerseits schriftstellerisch betätige, sowie als Musiker und Komponist arbeite und andererseits dem Ganzen als Kaufmann, also als Verleger mit eigenem Verlag einen Rahmen gebe, kann ich im Umgang mit anderen Menschen permanent diese Hilflosigkeit registrieren, für mich keine geeignete Schublade parat zu haben. Und ohne Schubladen ist das Gegenüber nur schwer zu erfassen!
So bin ich für unsere bodenständigen Zeitgenossen der „Abgehobene", während die eigentlich „Abgehobenen" in mir doch den überaus bodenständigen Menschen sehen! Für die Kaufleute bin ich eher der Musiker und für die Musiker wiederum der Kaufmann. Doch nie trifft es den Kern!
Tatsache ist, dass ich es inzwischen als großes Glück betrachte, und erkennen kann, ein durch die Polarität geschaffenes, riesiges Feld zur Verfügung zu haben. Eine riesengroße Spielwiese, die es mir erlaubt, mich von dem einen bis zum anderen Rand hin auszubreiten und die ganze Fläche für mich zu belegen und auszufüllen.

Verrückt ist nicht, wer den Verstand verloren hat,
sondern wer alles verloren hat,
außer den Verstand.

Gilbert Chesterton

Heute bin ich, wie erwähnt, sehr froh und glücklich, mich in diesem großen Raum „zwischen den beiden Rändern" aufzuhalten. Das Blickfeld ist jetzt viel breiter, größer und natürlich auch klarer geworden. Doch das war nicht immer so! Jahrzehntelang habe ich geglaubt, auch ich müsse *meinen* Rand, *meine* Schublade finden und zeitweise sehr unter dieser scheinbaren Heimatlosigkeit gelitten und mich recht einsam gefühlt. Immer war ich teils mit der einen, teils mit der anderen Seite vertraut und mehr und mehr konnte ich das *dazwischen* Vorhandene als das größere und das *eigentliche* Feld erkennen.

Diese Erkenntnis spiegelt sich wieder in oben aufgezeigter Veranschaulichung Carl Sagans, die ebenfalls den *nicht* sichtbaren Raum *zwischen* den Planeten als den größeren Anteil deutlich macht.

Bezeichnenderweise verhält es sich ebenso bei den Elektronen, die den Atomkern umkreisen. Je nach Geschwindigkeit dieses Kreisens (Schwingens) erklärt sich die Festigkeit der Materie. Je langsamer die Schwingung, desto fester der Stoff - und auch hier liegt wieder der größte (der eigentliche) Anteil in den Räumen dazwischen - in den Zwischenräumen.

Zwischenräume

*Links sind Bäume, rechts sind Bäume
und dazwischen Zwischenräume.
Die Bäume, wieder von Natur,
besitzen eine Zellstruktur
mit Wänden dünn, man sieht sie kaum,
das übrige ist Zwischenraum.*

> *Der Zellstoff wieder in diesen Bäumen*
> *besteht aus Atomen und Zwischenräumen,*
> *und als der Atome ureigenes Substrat*
> *erkennen wir Schrödingers Psi-Quardrat,*
> *was wiederum nur heißen soll,*
> *dass dieser Raum nicht etwa voll,*
> *sondern als reichlich abstraktes Gerüst*
> *ganz wesentlich wieder nur Zwischenraum ist.*
> *Nur ein winzig kleiner Bruchteil hiervon*
> *wird eingenommen vom Elektron.*
> *Dass dieses ohne Radius wär*
> *und überhaupt nur singulär,*
> *hat Stückelberg und Bopp bewiesen,*
> *woraus wir folgerichtig schließen,*
> *dass Phänomene eitle Schäume -*
> *real sind nur die Zwischenräume.*
>
> Verfasser unbekannt

Hätten Sie gedacht, dass die Alpen, würde man ihnen diese Zwischenräume, also dieses „Nichts", nehmen, auf eine Höhe von etwa 10 Zentimetern schrumpfen würden?

> *In Wirklichkeit gibt es nur die Atome und das Leere.*
>
> Demokrit

Also, es muss doch ein System dahinterstecken!

Ich denke, so wird langsam klar, dass die Materie nicht alles sein kann, und sie von uns keine *übermäßige* Verehrung und Hinwendung erhalten sollte. Wir konnten mehrfach erfahren, dass nicht allzu viel von ihr

übrig bleibt, nehmen wir sie einmal genauer unter die Lupe!
Passender ausgedrückt könnten wir Materie auch als „geronnenen Geist" bezeichnen. Dieses Bild trifft schon eher den Kern und führt uns zu dem Hintergrund bzw. dem Ursprung. Es lässt uns unweigerlich zu unserem Schöpfer führen, der sich im Grunde - etwas sehr vereinfacht ausgedrückt - die ganze Sache „gedacht" und somit alles Bestehende verwirklicht hat.

Wenden wir uns nun einmal kurz der Medizin zu:
Der Schulmediziner kennt nur zwei Kategorien - den gesunden und den kranken Menschen.
Auch hier belegen die beiden Polaritäten *krank* und *gesund* lediglich den Rand des Möglichen, denn das Entscheidende spielt sich wieder auf dem (für viele Schulmediziner) nicht sichtbaren, großen Feld „dazwischen" ab! Dieses Feld dazwischen, also nicht mehr ganz gesund, jedoch auch noch nicht krank zu sein, betrifft die allermeisten Menschen. Doch bedauerlicherweise wird dieser wichtige Bereich von der Schulmedizin nicht erkannt, wodurch lebensrettende Chancen vertan werden. Unglaubliche Möglichkeiten könnten genutzt werden, würde man die sich schleichend entwickelnden, doch noch nicht materiell manifestierten Krankheitsbilder im Frühstadium erkennen. Einem Ausbruch könnte damit in vielen Fällen durch geeignete Maßnahmen entgegengewirkt werden.

Und genau das ist der Punkt: Der Arzt müsste sich nicht permanent in der unwürdigen Rolle wiederfinden, hauptsächlich am Symptom herum zu werkeln, mit dem Ergebnis, die durch die Krankheit gesendeten Signale zu verwischen; Nein, er könnte sich endlich auf seine ursprüngliche Funktion besinnen, den Patienten als

Partner dabei zu unterstützen, Krankheiten vorzubeugen und dem *Gesundbleiben* das Hauptgewicht zuzuordnen.

Da wir unser Auto in der Regel besser verstehen als unseren Körper, führe ich auch hier das berühmte Beispiel vom Herausdrehen der blinkenden Kontrolllampe an. In diesem Zusammenhang wissen wir, dass es herzlich wenig nützt, sie herauszudrehen und dabei von einer erfolgreichen Reparatur gesprochen zu haben. Wir wissen, dass die Ursache des Aufleuchtens auf diese Art niemals behoben werden kann. Genauso wenig würde es nützen, eine andere, eventuell auch teurere Birne einzusetzen. Es muss schon herausgefunden werden, warum sie blinkt. Ist dem Mechaniker dies gelungen, dann wird die Birne auch nicht mehr aufleuchten.

Übertragen auf uns Menschen können wir nun feststellen, dass wir die Anzeichen einer Krankheit als willkommene Boten ansehen sollten - als Boten, die uns eine Mitteilung überbringen wollen. Eine Mitteilung darüber, dass etwas bei uns aus dem Gleichgewicht geraten ist - dass etwas nicht mehr stimmt!

Auf keinen Fall sollten wir jedoch diese freundlichen Boten fortjagen oder sie bestrafen, sie gar umbringen (wie man es in früheren Zeiten mit dem Überbringer schlechter Nachrichten gemacht hat!). Es würde nichts nützen, außer dass sie uns dann keine weiteren wertvollen Informationen mehr zutragen könnten. Die Botschaft selbst ließe sich auch durch das Beseitigen des Boten nicht auslöschen - sie bliebe trotzdem existent.

Von daher können uns meiner Meinung nach Tabletten alleine auch nicht heilen. Durch die Pillen verschaffen wir uns lediglich etwas Ruhe und Aufschub, aber auch das meist nur kurzzeitig. Da nach der Ruhe bekanntlich

der Sturm folgt, muss sich die Botschaft nun einer deutlicheren Tonart bedienen, um sich Gehör zu verschaffen. Die Beschwerden nehmen zu, treten verstärkt und in kürzeren Abständen auf.
Glücklicherweise haben wir jedoch noch eine alternative Medizin, in der sich unter anderem Heilpraktiker damit beschäftigen, sich diesem, von der Schulmedizin meist ignorierten Feld „dazwischen" zuzuwenden.

Sicher, ich will mir den Schuh' *nicht* anziehen, durch das erläutern meiner Ansichten sämtliche Schulmediziner als einfältig und ignorant hinzustellen, und auch umgekehrt kann nicht die Rede davon sein, alle Heilpraktiker in den Himmel zu heben.
Ich kenne einige Schulmediziner, die sich in ganz besonderer Weise diesen neuen Horizonten geöffnet haben und damit zu dem notwendigen, uns bevorstehenden Wandel beitragen.

Ich hoffe, hiermit lediglich verdeutlicht zu haben, dass es dieses „Unsichtbare" im wahrsten Sinne des Wortes *in sich* hat und wir gut beraten sind, einmal genauer hinzuschauen und die vielen, sich offenbarenden Fakten nicht einfach vom Tisch zu kehren. Außerdem hat ein Teil der Wissenschaft diese teilweise mystisch erscheinenden Aussagen bereits vor längerer Zeit selbst belegen können und arbeitet sehr intensiv an der Erforschung all' dieser Phänomene.
Das Problem ist lediglich das Koordinieren des gesamten vorhandenen Wissens hierüber und als nächstes dann die Allgemeinheit von dem Wissenstand zu informieren und sie von dem Irrglauben zu befreien, dass sich dieses Wissen jenseits einer ernst zu nehmenden Gesellschaft befinden würde!

Es sollte uns und besonders den sogenannten Realisten nun etwas leichter fallen, analog zu den oben beschriebenen Tatsachen, dem zunächst nicht Sichtbaren und Unerklärlichen eine größere Bedeutung beizumessen - ihnen zumindest einen größeren Respekt zu zollen und nicht alles sofort als esoterische Spinnerei abzutun. Denn das, was sich uns als das Sichtbare, das vermeintlich Reale und einzig Wichtige darstellt, bleibt nun eher als Schein zurück. Dieser zwingende Schluss drängt sich uns nun mehr als auf!
Doch das soll uns, und besonders die Fatalisten unter uns, nicht veranlassen zu sagen, sie könnten - nun mutlos geworden - ebenso gut alles hinschmeißen und aufgeben, würde sich die Realität tatsächlich in dieser Form ausdrücken!
Genau gegenteilig sehe ich die sich nun anbietende Schlussfolgerung. Und ebenso erkenne ich an diesem Punkt überdeutlich die Notwendigkeit der **Meditation**, denn unser auf ständige Ausdehnung und Weiterentwicklung ausgelegtes Universum ist auf jeden einzelnen Menschen angewiesen. Auf Menschen, die im kleinsten Rahmen bei sich selbst anfangen, ihre gewonnenen Erkenntnisse und Einsichten leben und hierdurch aktiv an unser aller Weiterentwicklung mitwirken. Menschen, die sich eine positivere und feinere Schwingung *erarbeitet* haben und diese mittels eines bewussteren und achtsameren Hinwendens in alle scheinbar noch so belanglosen Bereiche unseres Alltag hineintragen - in die Familie, an den Arbeitsplatz... usw.

Hier ist das Geheimnis der Meditation zu finden. Ein Geheimnis, welches eigentlich gar keines ist - und auch für Sie hoffentlich spätestens dann keines mehr sein wird, wenn Sie dieses Buch durchgelesen und die ersten praktischen Übungen verrichtet haben.

Irgendwann wird es Ihnen gelingen, sich als Einheit wahrzunehmen, und die selbst errichtete Grenze zwischen Körper und Geist zu überwinden.

Ein wunderschöner Ausspruch, den ich vor Jahren einmal gehört habe, verdeutlicht das Wesen der Meditation in besonders ergreifender Weise:

**Im Gebet wenden wir uns an Gott -
in der Meditation spricht Gott zu uns!**

Welchen Sinn hat Meditation?

Wir alle kennen es, uns nicht mehr im Lot zu fühlen und ruhe- und rastlos durch den hektischen Alltag zu irren. Das Gefühl zu haben, die Seele sei verloren gegangen und wir würden keinen weiteren Sinn verfolgen, als nur noch die materiellen Anforderungen unseres Lebens zu erfüllen.

Immer mehr Menschen suchen einen Weg, diesem Hamsterrad zu entfliehen; Sie suchen nach (Aus)-Wegen, ihre verloren geglaubte Seele wieder zu finden, den inneren Frieden erneut zu spüren und endlich die eigene Mitte (wieder) zu fühlen.

Ich möchte es uns zwar eigentlich ersparen, Beispiele für unsere ständige Reizüberflutung aufzuzählen, aber es wird wirkungsvoller und wirkt nachhaltiger, halten wir uns diesen „Wahnsinn" einmal bewusst vor Augen! Der Mensch von heute muss an einem Tag mit der gleichen Menge auf ihn einstürmender Informationsflut fertig werden, wozu er vor etwa sechshundert Jahren noch etwa sechs Wochen Zeit hatte! Das muss man sich bitte einmal vorzustellen versuchen. Dies entspricht einem vierzigfachen Druck, Eindrücke und Aufgaben zu verarbeiten.
Der Mensch unserer Zeit muss sich also darauf einstellen, ein Vielfaches gegenüber früheren Zeiten zu lernen und sich ständig neuen Bedingungen anpassen.

Es ist hinreichend bekannt, dass die andauernde Einwirkung aller nur denkbaren Einflüsse mit der Zeit erheblich an unserem Nervenkostüm nagt und irgendwann Beeinträchtigungen auftreten *müssen*. Bei dem

einen früher, bei dem anderen später - je nach Größe des vorhandenen Energiepotentials.
Wir kennen ebenfalls den Zustand, wenn es uns nicht mehr gelingt, unsere Gedanken abzuschalten - wenn sie unaufhaltsam wie Ping-Pong-Bälle vor uns hin- und her springen und uns malträtieren. Diese Folter beginnt oftmals schon morgens unmittelbar nach dem Aufwachen und lässt uns abends nicht einschlafen. Alltagssorgen kreisen auch nachts in unserem Kopf, Ängste und Anspannungen können uns die Luft zum Atmen nehmen.

Das kann nicht der Sinn meines Lebens sein!, haben Sie sicherlich schon oft andere Menschen von sich geben hören und ganz bestimmt auch schon selbst gesagt, wenn wieder einmal alles zuviel wurde und Sie sich nicht vorstellen konnten, wie es weitergehen soll.

Solche Krisen sind deutliche Hinweise, etwas verändern zu müssen. Es sind aber auch Chancen, Gelegenheiten, unsere Richtung zu korrigieren, und sollten von uns dankbar als willkommene Boten empfangen werden.
Ich gebe zu, es klingt teilweise alles sehr betulich und möglicherweise zunächst auch realitätsfern. Doch dies nur beim ersten, flüchtigen Hinsehen - und glauben Sie es mir bitte, die Notwendigkeit, unsere eigene Mitte wiederfinden zu müssen, ist absolut realistisch und geradlinig, so wie auch der Weg dorthin mit Hilfe der Meditation!

Man kann natürlich auch solange warten, bis es zu spät ist - bis von außen in Form von Krankheiten einzuwirken versucht wird. Doch da wir erwachsen und mündig sind, sollten wir rechtzeitig eigenverantwortlich

Präventivmaßnahmen ergreifen. Wollen wir nicht völlig abdriften und neurotisch werden, bleibt es uns nur, dieser Herausforderung zu begegnen und diese Chance zu nutzen, ein nie zuvor mögliches Anwachsen unserer Energie und auch unseres Bewusstseins zu erlangen.

Im ersten Kapitel habe ich die Vermutung aufgeworfen, dass sich überwiegend „Alternative" und sonstige, eher abgehobene Außenseiter mit dem Begriff Meditation in Zusammenhang bringen lassen. Die Bezeichnung *alternativ bzw. Alternative* ist in unserer Gesellschaft eher negativ behaftet und löst schon fast Mitleid aus, außer man spricht von alternativen Aktienfonds o.ä. Ansonsten ist man geneigt, in dieser Gruppierung Menschen zu sehen, die alles andere als mit beiden Beinen auf dem Boden stehen.
Ich weiß, man denkt unweigerlich an Latzhosen und Gesundheits-Sandalen. Daher mag auch die Zurückhaltung diesem Thema gegenüber stammen, denn in solchen Typen will man ja wohl kein Vorbild erkennen. Einem Vorbild, dem man auch noch nacheifern sollte?
Trotz einer gewissen Anziehung und Neugier überwiegt doch die Skepsis spätestens dann, wenn es zur Sache geht.
Nein, Meditation kommt für mich nicht in Frage, das ist etwas für lasche Typen, lautet schnell der ablehnende Kommentar.
Doch wie so oft im Leben trügt auch hier der Schein und stellt die ganze Sache buchstäblich auf den Kopf. Tatsächlich trifft das Gegenteil zu:
Diejenigen Menschen, die das tägliche Meditieren fest in ihr Leben integriert haben, gehören zu den in jeder Hinsicht diszipliniertesten und starken Menschen überhaupt. Es sind Menschen, die beherrscht und berechenbar sind, weil sie es gelernt haben, ihre nun

einmal vorhandenen, vielfältigen Emotionen zu kontrollieren und zu transformieren – nicht sie zu unterdrücken!

Dies sollte nicht verwechselt werden, denn ein Unterdrücken jedweder Art schafft bekanntlich keine Abhilfe, sondern lässt lediglich eine Zeitbombe entstehen, die mit Sicherheit irgendwann einmal explodiert.

Das für uns aktuelle und präsente Beispiel ist bekanntlich der Osten. Wenn ich den Osten anführe, dann meine ich hiermit nicht nur die neuen deutschen Bundesländer, sondern den gesamten Ostblock und auch den Nahen Osten.

Nach jahrzehntelanger Unterdrückung traten nach Öffnung des Eisernen Vorhangs, höchst gelinde ausgedrückt, eine Vielzahl von Problemen ans Tageslicht, nachdem der aufgehobene Druck dort plötzlich entweichen konnte. Die unzähligen, hieraus entstandenen Probleme schafften für uns vollkommen veränderte Aufgabenstellungen, auf die wir uns einzustellen hatten. Wir mussten und müssen auch weiterhin nach geeigneten Wegen suchen, uns vor der massiv auf uns einwirkenden, nicht nur kriminellen, Energie zu schützen.

Ich behaupte schlichtweg, das richtige und regelmäßige Praktizieren der Meditation ist der sicherste und beste Garant für ein friedliches Miteinander in unserer Gesellschaft, und sogar (fast) ein Garant für die Erhaltung bzw. Schaffung des Weltfriedens!

Doch lassen Sie uns vorab einmal betrachten, wie sich denn dieses so wichtige Miteinander zurzeit auf unserem Globus darstellt:

Wir haben in den letzten Jahren einen atemberaubenden technischen Fortschritt erreicht. Wir können uns eines nie da gewesenen Luxus' bedienen. Errungenschaften, die vor wenigen Jahrzehnten noch als glatte Utopie abgetan worden wären, sind heute selbstverständlich geworden.

Doch vom Paradies sind wir noch sehr, sehr weit entfernt! Nun stellt sich die nächste Frage, nämlich, ob wir dort überhaupt hin wollen?

Offenbar nicht, denn wir entfernen uns mit zielstrebiger Sicherheit von Jahr zu Jahr mehr und mehr von diesem Paradies bzw. von einem Zustand, der dieser Vorstellung von einem möglichen Paradies nahe kommen könnte. Für dieses biblische Bild *Paradies* stehen bekanntlich Werte wie Frieden, Harmonie, Sorglosigkeit - und Liebe.

Solcherlei Werte scheinen bei uns Menschen offenbar ihren Reiz verloren zu haben, denn sonst würden wir ja nicht mit all' unserer Kraft und Energie in entgegen gesetzte Richtung steuern.

Es wäre doch höchst unlogisch, einen Zustand anzustreben, den man gar nicht will. Also unterstelle ich einmal, dass die Menschheit eher den Abgrund, das Unheil sucht, als sich das Paradies hier auf der Erde schaffen zu wollen.

Natürlich ist es mir klar: Die meisten Menschen wollen eigentlich Frieden und Harmonie, aber wie kann es denn sein, dass wir uns trotzdem in entgegen gesetzte Richtung bewegen? Welche Kräfte können dies bewirken? Welche Ursachen sind dafür verantwortlich, dass wir diesen (von uns selbst gewählten?) Abgrund ansteuern? – Ist es der große Plan, also eine gewisse Vorherbestimmung?

Leider rasen wir mit unglaublicher Penetranz in Richtung Abgrund. Und zwar in dem gleichen Maße, wie wir uns technisch weiterentwickeln! - ?? - Es muss also irgendwie damit in Zusammenhang stehen, dieser Schluss sei erlaubt!

Aber ich möchte zunächst den roten Faden wieder aufnehmen und unsere, ach so fortschrittliche, materiell geprägte Welt noch ein wenig genauer unter die Lupe nehmen:

Ein nie da gewesenes Chaos, geprägt von scheinbar unüberbrückbaren Gegensätzen verschiedener Völker, Nationen und Interessengruppen prägt im Augenblick das Bild unserer einstmals so schönen Erde. Da kann sich auf der einen Seite eine einzelne Privatperson den Traum erfüllen und mal eben 20 Millionen Dollar und mehr für einen Weltraumflug ausgeben, während auf der anderen Seite täglich unzählige Menschen in Dreck und Elend krepieren.

Es verhungern auf unserer Welt jeden Tag etwa 25.000 Menschen!

Andererseits besitzen allein die 500 reichsten Deutschen 500 Milliarden Euro!!! (weltweit gibt es 13 Millionen Millionäre und inzwischen 1.400 Milliardäre).

85 Personen besitzen soviel wie 3,5 Milliarden Menschen. Und wir können auch problemlos 5 Milliarden jährlich für den Karneval ausgeben!

Wir können es uns erlauben, Zig- Milliarden unserer Steuern in undurchsichtigen Kanälen versickern zu lassen, während Einzelne auf der Straße leben müssen, und auch 27 Millionen Sklaven **heute** immer noch weltweit existieren!

Die hoch technisierte Nation USA vollzieht unter Aufbietung eines riesigen Medienspektakels die Todesstrafe an einzelnen Verurteilten und gleichzeitig werden nicht nur in Indonesien Geiseln mit Macheten geköpft. Zwar bietet die in den USA meist praktizierte Exekutionsmethode, also die Giftspritze oder der elektrische Stuhl, die noch vielleicht erträglichere Art und Weise an, ins Jenseits befördert zu werden, vergleicht man sie wiederum mit den Praktiken einiger islamischer Staaten, in denen dies mittels Steinigen, Strangulieren u.ä., wie behauptet wird, dies im „Namen Gottes" geschieht, von den Grausamkeit der IS-Miliz gar nicht zu reden. Doch mag man hierbei noch von einem „kultivierten" Vorgehen sprechen?

Neben Amerika wenden immer noch weitere 90 (!) Staaten die Todesstrafe an. Laut Amnesty International wurde diese eigentlich doch vormittelalterliche Form der Bestrafung allein im Jahre 2001 mindestens 3.048 Mal vollzogen. Weltweit befinden sich nach Angaben des UNO Flüchtlingshilfswerks etwa 50 Millionen Menschen nahezu ständig auf der Flucht (etwa doppelt so viel wie Australien Einwohner hat), was also auch recht wenig bzw. gar nichts mit einem paradiesischen Zustand gemein hat. Genauso wenig wie die Tatsache, dass heute noch in zwei Drittel aller Länder gefoltert, misshandelt und vergewaltigt wird – auch teilweise mit Billigung und Mithilfe von den jeweiligen Regierungen.

Regierungen, die eigentlich für unseren Schutz verantwortlich sein sollten. Doch so manche Machthaber scheinen dies ganz anders zu sehen. Sie arbeiten an hochentwickelten Biowaffen. So arbeitet z.B. Russland, laut Expertenwarnungen, an einer Pockenbombe, da diese Möglichkeit der Massenvernichtung sehr effektiv ist und eine massiv hohe Tötungsrate verspricht.

Natürlich arbeiten auch andere Nationen an solcherlei Projekten, was doch nur unterstreicht, dass es auch in unserer Zeit mit der Wahrung ethischer Grundsätze nicht allzu gut bestellt sein kann.

Kürzlich ereignete es sich im Jemen: Dort wurde vor 50.000 begeistert johlenden Zuschauern ein Delinquent offiziell exekutiert. Zunächst bekam er mit einer Lederpeitsche achtzig Schläge auf den entblößten Rücken. Danach folgten drei Schüsse ins Herz und schließlich ein Schuss in den Kopf. - Frage: Warum? - Antwort: Er hatte Alkohol getrunken! Zugegeben, Alkohol ist wirklich nichts Gutes und man sollte ihn meiden und überwinden, aber kann solch' ein Verstoß in einer zivilisierten Welt derartiges Vorgehen rechtfertigen?
Der Jemen ist weit weg!, werden Sie mir entgegnen. Dieses Argument kann ebenso keine Rechtfertigung abgeben - aber gut, bleiben wir im Lande:
In Berlin, also bei uns, werden pro Tag durchschnittlich drei Frauen vergewaltigt (in Indien alle 20 Minuten!), alle eineinhalb Stunden wird ein Mensch auf der Straße überfallen und ausgeraubt, wobei dies lediglich Zahlen der Statistik sind. Fest steht, dass die Dunkelziffer, also die wahren Zahlen mit den dahinter stehenden Schicksalen noch erheblich trostloser aussehen.
In China wird jedes Wochenende die Exekution eines zum Tode Verurteilten im Fernsehen live übertragen. Der jeweilige Delinquent wird kurz vor der Exekution interviewt, um noch einmal eine „Nähe" zum Zuschauer herzustellen, die ja den Quoten zugute kommt! Doch dann ist es soweit, es kommt zur Vollstreckung. Und die Moderatorin kommentiert die „Angelegenheit", indem sie sagt: *Und wieder ist ein unwertes Leben ausgelöscht worden!*
Kommentar überflüssig!!!

Nicht allzu weit von China entfernt liegt Nordkorea. Das halbe Land gleicht ja einem Straflager! Dort verzichtet man bei Vollstreckungen aus Kostengründen sogar auf die Kugel. Der Todeskandidat wird, nachdem er selbst sein Grab ausgeschaufelt hat, mittels Hammerschlägen ins Genick, umgebracht!

Laut neuester Studie des niedersächsischen Kriminologen Christian Pfeiffer ist jeder dritte Schüler in Hamburg bewaffnet.

Ich möchte auch die wirtschaftlichen Ängste erwähnen, die auf den Menschen lasten. Armut, Arbeitslosigkeit, Überschuldung und soziale Ungerechtigkeit lassen kaum Perspektiven entstehen.

Da verkündete eine deutsche Großbank, die schlechte Entwicklung zwinge auch sie, Arbeitsplätze abzubauen und Entlassungen vorzunehmen. Zunächst sieht man sich noch geneigt, für solcherlei „Not-Maßnahmen" Verständnis zu entwickeln. Fragt man jedoch einmal nach dem Hintergrund dieser Entscheidung, dann übermannt einen schier die Fassungslosigkeit:
Diese jammernde Bank hatte im Vorjahr noch Hunderte von Millionen Gewinn erwirtschaftet. Und die um Mitleid heischende Panikstimmung, aus der heraus das Unternehmen nun seine Entlassungen begründete, beruht auf der Tatsache, dass im laufenden Geschäftsjahr zwar auch wieder ein satter Gewinn verzeichnet werden konnte, und Bonitätszahlungen in Millionenhöhe ausgeschüttet werden konnten, doch die Gewinnerwartung „nur" unwesentlich unter der ursprünglichen (hohen) Prognose lag!
Man kann nun also nicht mehr von einem inzwischen selbstverständlich gewordenen stattlichen Wachstum

sprechen. Trotzdem, ein dennoch respektabler Gewinn, der inzwischen zur Selbstverständlichkeit verkommen ist, soll daher für die Bezeichnung „Katastrophe" stehen und auch die Erschaffung einer solchen Panikstimmung rechtfertigen.

Andererseits mag die Situation für einen Vorstandsvorsitzenden noch nicht katastrophal genug sein, um dennoch ein Gehalt von etwa 14 Millionen Euro jährlich zu kassieren - ohne vor Scham im Erdboden zu versinken.

Um Entlassungen von arbeitenden Menschen rechtfertigen zu können, werden Vokabeln wie „Notmaßnahmen" und „Rezession" missbraucht, während die Bezüge der Top-Manager, Sportler und sonstigen Promis ins nie dagewesene Unermessliche ansteigen.

Werden einmal Vorstandsmitglieder entlassen, weil sie ihre Arbeit nicht mehr zufriedenstellend verrichtet haben, oder Verluste verursacht haben, werden ihnen trotzdem obendrein Abfindungen von einigen Zig-Millionen gezahlt, anstatt sie schadensersatzpflichtig zu machen, während rechtschaffende Arbeitnehmer der unteren Etagen stempeln gehen müssen.

Zu allem Unglück sind wir inzwischen dort angelangt, dass wir uns dem Diktat der Börse beugen müssen. Die Aktienkurse bestimmen über Sein oder Nichtsein von Firmen und somit natürlich auch über die Schicksale hiervon abhängiger Menschen.

Leider interessieren wahre Qualität und Wert einer Firma hierbei überhaupt nicht mehr, sondern nur, ob sie es versteht, sich geschickt und lautstark durch wirksame Strategien in den Vordergrund zu drängen.

Man versuche sich nur einmal vorzustellen, dass wir weltweit augenblicklich 2.000 Milliarden Dollar für

Rüstung ausgeben! Und auch offenbar hierzu bereit sind, denn wir tragen dieses „Mordgeschäft" ja alle mit! Natürlich sind Bedrohungen vorhanden, auf die reagiert werden muss. Aber ich möchte nur anregen, einmal umgekehrt zu denken und zu ersinnen, was mit einem derart unvorstellbar großen finanziellen Aufwand alles bewirkt werden könnte, wenn er positiv und intelligent den Erfordernissen unserer neuen Zeit entsprechend eingesetzt werden würde!

Um Missverständnissen vorzubeugen: Ich bin wahrlich kein Verfassungsfeind oder Anarchist, wobei all' diese Schubladenvokabeln heute ihre Gültigkeit verloren und sich die vorhandenen Maßstäbe gründlich verschoben und verdreht haben.

Wertmaßstäbe für Anstand und Gerechtigkeit sind zeitlos und es wird weder einem rechten noch einem linken Regime jemals gelingen, diese ethisch-moralischen Werte zu beugen. Werte, die mir heute über alle Maßen aus den Fugen geraten zu sein scheinen, denn sonst könnten sich derart gewachsene Ansprüche nicht in uferlose Dimensionen hochgeschaukelt haben. - Dimensionen, die irgendwann jenseits aller guten Sitten enden und einen immensen Werteverfall aufzeigen.

Abschließend muss ich leider noch ein weiteres Beispiel für den Verfall unserer Werte anführen. Ein Beispiel, das nach meiner Meinung alles andere übertrifft, und für das mir auch jegliches Verständnis fehlt: Ständig vernehmen wir aus den Medien Berichte über schreckliche Kindesentführungen und -misshandlungen und erliegen dabei dem Glauben, dass es sich hierbei um Einzelfälle, um einige wenige Ausnahmen handele.

Tatsache ist jedoch, dass etwa *eintausend* Kinder in Deutschland verschwunden sind!
Welche abartigen Entgleisungen der Triebe müssen hier vorherrschen. Dies trifft ebenso für die unglaublich klingende Statistik zu, dass immer noch - und dies auch wieder bei *uns* - sehr, sehr viele Väter ihre Töchter missbrauchen bzw. sie bereits mindestens einmal missbraucht haben. Sie werden denken, dass dies nicht wahr sein kann und wir ja eigentlich in zivilisierten Regionen leben. Doch leider wird deutlich, dass es sich noch viel, viel schlimmer verhält, schaut man einmal hinter diese Zahlen.
Männer, die sich im Alltag unscheinbar und unauffällig bewegen; Männer, die sich unter uns befinden und Männer, die nicht selten höhere Positionen bekleiden, die auch oftmals der Kirche angehören, dort Verantwortung tragen und eher den „seriöseren" Teil unserer Gesellschaft belegen.
Wir bekommen von diesen Männern, deren Sexualtriebe derart entglitten sind, im Alltag lediglich die Oberfläche zu sehen, während sich das Entscheidende wieder einmal im zunächst nicht sichtbaren Bereich befindet.

Auf der Suche nach Videos von dem bekannten Kinderliedermacher Rolf Zuckowski haben wir kürzlich in einer Suchmaschine des Internets den Suchbegriff „Kinder" eingegeben. Nichtsahnend bekamen wir *massenhaft* Kinderpornoseiten angeboten. Da es sich hier aufgrund des riesigen Angebots wirklich nicht mehr um ein Abrutschen Einzelner, Weniger handeln kann, besteht begründeter Anlass, sich ernsthaft um unsere Zukunft, speziell jedoch um die unserer Kinder, sorgen zu müssen.

Nun frage ich Sie:
Wäre Ihnen wohl dabei, die Geschicke unseres Lebens in die Hände solcher Menschen zu geben? Würden Sie ernsthaft Abartigkeiten dieser Art als deren Privatsache tolerieren und ansonsten sicherlich vorhandene fachliche Qualitäten hervorheben, mit dem Hinweis, das eine hätte mit dem anderen nichts zu tun? Würden Sie einem Menschen mit derart perversen Ambitionen Ihre Kinder anvertrauen, oder von ihm das Wohl Ihrer Familie abhängig machen, in seine Hände gar Führungsverantwortung legen?
Die Antwort dürfte klar ausfallen. Es gibt keine Unterscheidung zwischen Privat- und Geschäftsmensch, zwischen Geschäft und Privat - es existiert nur der eine, der ganze Mensch!
Verselbstständigung und Entgleisung sexueller Triebe scheinen inzwischen mit zu einem Grundmuster in unserer Gesellschaft zu gehören, was einen deutlichen Rückschluss auch auf unsere gesamte Weltsituation zulässt.
Wenn sich im Kleinen **Fäulnis** verbreitet hat, dürfen wir uns nicht wundern, im Großen mit Kriegen und Katastrophen konfrontiert zu werden; Solcher Art Naturkatastrophen spiegeln diesen **Verfall** lediglich wider!
Es geschieht das Unvorstellbare, dass Mitarbeiter einer internationalen Hilfsorganisation bei einem Einsatz in Afrika Lebensmittel nur gegen Sex mit Kindern ausgeben!

Ist bei allem Dilemma die Politik gefragt? Doch sie wird ja auch nur von Menschen gemacht. Allerdings oft von Menschen mit ganz besonderen Anlagen.
Es sind Menschen, deren Handeln sich vielfach nur durch Rücksicht eigennützigen Interessen gegenüber

auszeichnet. Doch ihnen kann man auch nicht mehr länger die Verantwortung für den Schutz und das Wohlergehen unseres Planeten übertragen. Politiker sind zu sehr mit der Sorge verstrickt, ihre eigene Position zu halten und sie auszubauen, sind meist viel zu eitel und zu ehrgeizig im negativen Sinne. Das Wort *ehrgeizig* beinhaltet ja die Untugend *geizig* und ist von daher mit Vorsicht zu genießen!
Ihr Auftreten, im adretten Anzug und mit überzeugend ernster Mine und betroffen wirkender Gestikulation vorgetragen, kann wirklich nicht mehr dazu geeignet sein, die Probleme unserer Zeit zu lösen; dies kann nur durch ein neues und verändertes Denken und Handeln funktionieren!

Und da wundern wir uns allen Ernstes noch über die augenblicklichen Zustände in unserer Welt? Wären die Menschen anders, würden wir auch andere Verhältnisse vorfinden. Im Grunde ganz einfach! Doch da wir die Verhältnisse nur bedingt ändern können, bleibt uns lediglich, die Menschen zu ändern - und dies kann immer nur bei uns selbst beginnen! Und dann würden sich irgendwann einmal auch die Verhältnisse ändern.
Lässt es sich bei einer Darstellung unserer Weltsituation wie oben geschildert, noch von Fortschritt sprechen? -
Ich überlasse Ihnen die Antwort!

Hierbei wollen wir es aber nun auch endgültig bewenden lassen, denn dies soll ja kein Stephen King-Roman werden, sondern ich möchte dieses Buch eigentlich als ein überaus positives Buch verstanden wissen. Ein Buch, das Ihre Sinne für das Positive, das Schöne und das Wesentliche zu schärfen versucht. Doch zunächst musste ich zum besseren Verständnis

des Hintergrundgeschehens einmal eine Bilanz aufstellen, die den heutigen Stand einer modernen, aufgeklärten und freien Gesellschaft sichtbar werden lässt. Einer Gesellschaft, die im Zuge ihrer Entwicklung nur an das glaubt, was sie sieht und die sich nur durch Fakten und wissenschaftliche Erkenntnisse leiten lässt. Diese moderne Wohlstandsgesellschaft glaubt, die wesentlichen und großen Probleme unserer Erde im Griff und unter Kontrolle zu haben.
Forschungen, Schulen, Philosophien und Religionen haben sich bisher als unfähig erwiesen, das Leiden der Menschen zu beenden. - Im Gegenteil, das Leiden scheint bei allem materiellen Fortschritt massiver geworden zu sein!
Während des Voranschreitens der Wissenschaften, ist der Fortschritt im geistig- und ethischen Bereich auf der Strecke geblieben. Es hat sich unser Bewusstsein leider nicht im gleichen Maße weiterentwickelt, sondern es scheint sich eher degeneriert zu haben.

Alle Religionen haben uns in unserer Menschheitsgeschichte nur Konflikte, Kriege und Streitigkeiten bescheren können, weil immer nur auf äußere Rituale und niemals auf den eigentlichen Sinn von Religion geschaut wurde.
Somit haben sie uns den Zugang zum Eigentlichen verbaut. Im Grunde haben wir uns immer von falschen Führern leiten lassen, mit dem Ergebnis, dass somit der Blinde die Blinden anführt und anschließend alle in den Graben fallen.
All' diese genannten schlimmen Vorgänge können wir durch das Instrument der Meditation relativieren. Durch das Praktizieren und Leben der **Meditation** werden Prozesse in uns ausgelöst, die uns in die Lage versetzen, Religion im eigentlichen Sinne zu verstehen

und uns somit befähigen, erfolgreich für den Frieden zu wirken - für unseren inneren und für den äußeren Frieden!!
Eine Veränderung ist **bei uns** nun zwingend nötig. Und diese Veränderung kann nur in **unserem** Denken, in **unserem** Geist erfolgen. – Und hierbei kann uns die Meditation hervorragende Dienste erweisen.

Wir müssen es nur einsehen, uns dafür entscheiden und es wollen - wir haben es in unserer Hand!

Ich kenne keine ermutigendere Tatsache
als die fraglose Fähigkeit des Menschen,
sein Leben durch bewusste Anstrengung
weiter zu entwickeln.

Henry David Thoreau

Genau dies ist der einzig konkrete und mögliche Weg, unsere verwundete und sehr bedürftig gewordene Welt verändern zu können, nämlich, indem wir bei uns selbst anfangen. Einen anderen Weg gibt es nicht!
Wir können es uns auch getrost ersparen, weiter nach Schuldigen zu suchen, komplizierte Konstruktionen über scheinbare Zusammenhänge erforschen zu lassen oder Seminare zu veranstalten, die doch nur die vielen in Mode gekommenen Themen und Trends zur Pflege und Unterstützung unseres so wichtig gewordenen Egos behandeln.

Gestern war ich schlau,
deshalb wollte ich die Welt verändern.
Heute bin ich weise, deshalb ändere ich mich selbst.

Verfasser unbekannt

Praktische Anleitung – Wir wollen meditieren!

Lassen Sie uns jetzt auf weitere Theorie verzichten und endlich meditieren. Wir beginnen mit einer Übung, die Sie schnell mit der Meditation vertraut machen wird. Es ist wirklich alles ganz einfach und Sie werden ebenso schnell erkennen, dass das Meditieren etwas vollkommen Leichtes und Natürliches ist und es überhaupt keinen Grund dafür gibt, sich nicht zu trauen oder gar zu befürchten, etwa nicht meditieren zu können.
Glauben Sie es mir, Sie können es! Nach den folgenden fünf Schritten werden Sie mittendrin sein. Ich gebe Ihnen zunächst einen knappen, stichwortartigen Abriss der wesentlichen Merkmale und werde im Anschluss daran noch einmal jeden einzelnen Punkt ausführlich beschreiben.

1. Zuerst sorgen Sie bitte dafür, dass Sie in den nächsten fünfzehn Minuten **nicht gestört** werden. Für den Anfang ist es schon hilfreich, Ablenkungen wie Telefon etc. zu vermeiden, während Sie sich später - als Geübter - selbst auf einem belebten Marktplatz in die Meditation begeben können.

2. Dann suchen Sie sich eine **geeignete Sitzgelegenheit**. Es ist mehr oder weniger alles recht, ideal wäre jedoch ein kleiner Hocker bzw. eine sogenannte Meditationsbank oder ein festes Kissen. Nun nehmen Sie dort Platz, lockern alles (Hose, Gürtel, etc.) ein wenig und achten darauf, dass Sie durch nichts eingeengt werden. Sie **richten Ihren Oberkörper vollkommen**

auf - führen den Kopf praktisch in den Himmel. Diese gerade, aufgerichtete, jedoch nicht stocksteife Haltung lassen Sie möglichst auch im Verlauf der Meditation nicht außer Acht. Ansonsten können Sie natürlich auch im Lotus- oder Halblotussitz mit gekreuzten Beinen Ihre Meditation durchführen - so, wie es Ihnen am ehesten zusagt!

3. Nun zu den Händen, denn die müssen ja auch irgendwo bleiben: So können Sie entweder die geöffneten Hände empfangend (d.h. mit den Handflächen nach oben zeigend) auf die Oberschenkel legen oder - wie bei der von mir bevorzugten Zen ähnlichen Meditationsform üblich - die **Hände ineinander gelegt im Schoß ruhen lassen**. Dazu legen Sie den rechten Handrücken in die Handinnenfläche der linken Hand und drücken beide Daumen leicht gegeneinander. Versuchen Sie während der Meditation immer, den Kontakt der Daumen zu halten, denn mit dieser Stellung halten Sie auch eine Art Balance in Ihrem Körper.

4. Als nächstes **schließen Sie (fast) die Augen** und blicken dann mit den leicht geöffneten Augen nach vorn auf den Boden - und zwar in einem Winkel von etwa 45 Grad, wobei Sie hierzu kein Winkelmesser zu bemühen bräuchten.

5. Der letzte, jedoch ein sehr wichtiger Punkt ist die **Atmung**. Mit leicht geöffnetem Mund und der Zunge an den Gaumen vor die oberen Schneidezähne gelegt, atmen Sie nun ruhig und

langsam durch die Nase ein - und danach langsam und tiiiief wieder aus. Beim Einatmen geht der Bauch hinaus, und beim Ausatmen wieder rein! Und diesen Vorgang wiederholen Sie nun ständig. Sie werden sehen, dass Sie recht schnell Ihren Rhythmus finden und spüren werden, dass es plötzlich *Sie atmen wird* und Sie nach jedem Atemzug etwas tiefer „versinken" werden.

So, es geht nun los, Sie fangen einmal an, 5 Minuten lang zu meditieren!
Und jetzt gilt es, an nichts mehr zu denken - keine Probleme zu wälzen! Auf eine Kleinigkeit muss ich Sie allerdings noch vorbereiten:
Sie werden sofort nach Meditationsbeginn feststellen, dass so ein richtiger kleiner Störenfried versuchen wird, sich Ihnen in den Weg zu stellen - mit dem Ziel, Sie von Ihrem Vorhaben abzulenken. Doch dieser Störenfried ist im Grunde nichts anderes als Sie selbst bzw. Ihre Gedanken. Und diese haben es ja in den letzten Jahrzehnten nicht erleben dürfen, einmal richtig und gezielt zur Ruhe zu kommen und abgeschaltet zu werden.
Ich unterstelle einmal, dass Sie etwas älter als 17½ sind und auch in Ihrer Kindheit nicht in der Meditation unterwiesen wurden! Aus diesem Grund wollen wir auch mit unseren Gedanken nachsichtig sein und ihnen helfen, von nun an die wohlverdiente Ruhe regelmäßig zu erhalten.

Es ist nur verständlich, dass die Gedanken jetzt, erstmals mit diesem neuen Zustand in Berührung gekommen, in Panik geraten und nahezu Amok laufen. Es

scheint, als würden Sie gleichsam von reißenden Gedankenströmen überflutet werden.
Macht aber nichts! Demnächst wird Sie nichts mehr aus der Ruhe bringen können, denn Sie stellen gerade um auf

„Ruhig und Gelassen".

Auch Ihre Gedanken werden demnächst diese Veränderung an Ihnen erfahren und sich darauf einstellen.
Wie gesagt, Sie haben die Notwendigkeit bzw. die Kunst der Ruhe und Gelassenheit ab sofort für sich entdeckt und gehen es auch entsprechend an, Ihren Gedanken, die Sie *noch* abhalten wollen, in dieser Form zu begegnen.

Souverän lassen Sie sie gewähren - Sie lassen sie kommen, gehen aber nicht auf sie ein, nehmen sie nicht auf und hängen ihnen auch nicht nach! Und dies alles ganz und gar unverkrampft und locker.

Neben den vielen, plötzlich so „wichtigen" Gedanken werden sich auch Ihre Nerven bei Ihnen melden und in Form von Jucken, Ziehen und Kneifen sämtlicher Körperteile versuchen, von Ihnen die gebührende Aufmerksamkeit zu erhalten. Jetzt heißt es durchzuhalten, ihnen nicht zu erliegen - aber wie gesagt, völlig locker und unverkrampft.
Am besten versuchen Sie, diese, Ihre Gedanken wie ein unbeteiligter Zaungast zu beobachten, sie jedoch nicht zu bewerten, wie es im Fachjargon immer so schön heißt.
Die Atmung (siehe Punkt 5) wird Sie in Ihrem Erfolg unterstützen und irgendwann wird es den, im wahrsten Sinne des Wortes, „Nervensägen" dann zu mühsam -

sie geben auf! Sie ziehen sich ganz allmählich zurück, indem sie mehr und mehr geschwächt auftreten und dann bald vorüberziehen.

Haben Sie es geschafft, diesen verheißungsvollen und angestrebten Zustand zu erleben, werden Sie nach kurzer Zeit zu wahren Kräften emporsteigen.

Wenn Sie Ihre Meditation beendet haben, denken Sie immer daran, kurz die Fäuste zu ballen und sich ausgiebig zu recken und zu strecken - so, wie es bei allen Entspannungsübungen üblich ist, um wieder ins Hier und Jetzt zurückzukehren.

So, damit haben auch Sie genau das so sehr Geheimnis umwobene vollbracht, was von vielen geübten Meditierenden praktiziert wird und vielerorts soviel Respekt verbreitet. Dies war nun Ihr wichtiger erster Schritt, der Ihren zukünftigen positiven Weg der Weiterentwicklung bestimmen wird.

Im Folgenden wollen wir zum besseren Verständnis noch einmal die wesentlichen „Formalitäten" durchgehen und alle Details, auf die es ankommt, wiederholen. So können Sie ihnen auch gleich von Anfang an die angemessene Beachtung schenken:

Um mit der **Haltung** zu beginnen, sei zu erwähnen, sie während der Meditation immer wieder zu kontrollieren und zu korrigieren, darauf zu achten, dass die Wirbelsäule aufgerichtet bleibt. Jedoch, wie bereits erwähnt, nicht im übertriebenen Maße, denn unsere Wirbelsäule ist ja von Natur aus auch nicht gerade, vielmehr verläuft sie etwa S-förmig. Der Nacken ist ebenfalls gestreckt und die Schultern sind ganz locker und natürlich entspannt.

Die Haltung ist von enormer Wichtigkeit, sie bildet praktisch unsere Stabilität, unser Rückgrat - und das nicht nur in der Meditation. Wir sollten es uns angewöhnen, die eigene Haltung **auch im Täglichen** ständig zu überprüfen, denn die Haltung steht ja für unsere Gesamthaltung, sozusagen für unseren „aufrechten Gang".

Nachdem wir uns aufgerichtet haben, ist der Weg nicht mehr weit, aufrecht gehen zu können und Aufrichtigkeit zu erlangen.

Nur für diesen Zustand üben wir ja die Meditation, sozusagen für den **„Ernstfall"** – also für **unser Leben**. Während wir in der Meditation ständig unsere Haltung überprüfen, können wir nach einiger Zeit auch erfühlen, wo sich Blockaden und Spannungen bei uns aufbauen und vermögen durch unser kontrolliertes Aufrichten positiv hierauf einzuwirken.

Wie Sie vielleicht schon bemerkt haben, wird die Meditation von verschiedenen Strömungen und Varianten bestimmt, die alle ihre eigenen Richtlinien und Vorgaben propagieren. Ich persönlich finde diese unterschiedlichen Details im Verhältnis **zum Ganzen** nicht so wichtig. Was die Sitzhaltung angeht, bevorzuge ich einen kleinen Meditationshocker, auf dem man sitzt, während man praktisch (die Beine unter die Sitzfläche geschoben) auf dem Boden kniet. Andere schwören auf den Lotus- oder Halblotussitz. Sie alle kennen Bilder von Yogis während ihrer Meditation im Lotussitz. Man sitzt dabei auf dem Boden, die gekreuzten Füße auf die Oberschenkel gelegt. In unseren Regionen sind wir es jedoch nicht gewohnt, in dieser Stellung zu sitzen und entsprechend schwer fällt es uns auch.

So gibt es ebenso in Bezug auf Mundhaltung unterschiedliche Meinungen. Ich meditiere mit **leicht geöffnetem Mund** und mit der Zunge an den Gaumen, vor die oberen Schneidezähne gelegt, weil es von der Kieferstellung her einfach gelockerter ist und damit auch die Entspannung besser unterstützt.

Ähnlich verhält es sich mit den **Augen**. Hier heißt es, sie sollten **leicht geöffnet** sein, woanders sagt man, sie sollten geschlossen sein. Spielt - wie ich meine - auch keine allzu große Rolle. Ob geöffnet, leicht geöffnet oder geschlossen, entscheidend ist, wie alles zusammenwirkt und so dürfen Sie sich wieder das aussuchen, was für Sie am Angenehmsten und Naheliegendsten ist. Ich empfehle die leicht geöffnete Augenstellung, weil auf diese Weise das Erreichen des von uns angestrebten Alphazustandes (diesen Begriff erkläre ich später noch) am ehesten begünstigt wird. Zudem verhindert es ein Einschlafen, wie es bei vollkommen geschlossenen Augen schon leicht mal passieren könnte.

Sollten Sie allerdings anfangs große Schwierigkeiten mit dem Meditieren haben und den Zustand des Abschaltens nur schwer erreichen können, dann sollten Sie dies ruhig mit geschlossenen Augen versuchen - es wird dann etwas einfacher gehen.

Bei der **klassischen Meditation** hat es sich auch bewährt, 1-2 Meter vor sich eine **Kerze** aufzustellen oder bei einer Gruppenmeditation diese in die Mitte des Kreises zu stellen. Jedoch nicht, um den Blick hierauf zu fixieren, dies sollten Sie bei dieser Art der Meditation möglichst vermeiden und schlichtweg ins Leere schauen. Eine Kerze schafft ganz einfach eine angenehme Atmosphäre und bietet eine passendere Lichtquelle als elektrisches Licht. Ganz im Dunkeln zu meditieren birgt wieder die Gefahr einzuschlafen und von daher halte ich das Kerzenlicht für das Geeignetste. Anders, wenn die Kerze als Konzentrationsform genutzt wird. Hier wird starr in das Kerzenlicht hinein gesehen, um somit ein Versinken zu erzielen! Diese Form wird als Kerzenmeditation bezeichnet, auf die ich später auch noch eingehen werde.

Die **Atmung** ist in der Tat von ganz wesentlicher Bedeutung. Auch hierbei scheiden sich wieder die Geister. Die eine Gruppierung legt Wert darauf, tiiiiief einzuatmen, die Luft am tiefsten Punkt etwa drei Sekunden lang anzuhalten, und dann ganz langsam und ebenso tiiiief wieder auszuatmen. Und immer wölbt sich beim Einatmen der Bauch nach außen und beim Ausatmen wieder nach innen.
Diese geschilderte Variante stellt sicherlich eine wirkungsvolle Atemtechnik dar. Ich würde sie allerdings lieber separat und von der Meditation losgelöst ausüben und bevorzuge beim Meditieren, die von mir bereits oben beschriebene Form, bei der durch die Nase ruhig und langsam, jedoch nicht ganz so tief und aus dem Bauch heraus eingeatmet wird. Das Einatmen ist so etwas kürzer als das Ausatmen und erscheint mir natürlicher. Nach einer kleinen Pause hilft uns eine langsame und tiefe Ausatmung durch den Mund, unsere mentalen Komplikationen wegzupusten und zu einem klaren Geist zu gelangen.
Ratsam ist es auch, vor der Meditation ein paar Mal tief ein- und auszuatmen. Wenn Sie nach einer kurzen Zeit ein leichtes Kribbeln bemerken, ist es ein gutes

Zeichen. Sie spüren dann, wie die Anspannung aus dem Körper zu entweichen beginnt.

Wir können uns das Meditieren erleichtern und auch eher zu Fortschritten gelangen, wenn wir uns nicht unter Erfolgszwang setzen. Es wäre schon vom Ansatz her falsch, würden wir etwas erwarten wollen und angespannt oder hier gar verbissen vorgehen würden.

Es besteht die große Gefahr, die Qualität, also das Ergebnis der Meditation zu gefährden, wenn eine Erwartung auf ein solches Ergebnis im Spiel ist.

Befreien Sie sich also schnellstens von einer Erwartungshaltung. Entscheidend ist der eigentliche Prozess des Meditierens, der allein aus sich heraus früher oder später zu einem Ergebnis und damit zum Erfolg führen wird. Auch hier ist wieder einmal der Weg das Ziel.
Selbst wenn sich bereits erste Erfolge gezeigt haben, sollten wir uns davor hüten anzunehmen, wir hätten jetzt den Bogen 'raus und die Sache im Griff. Sobald wir dies denken, es also in eine „Form bringen" wollen, besteht die große Gefahr, dass es im gleichen Augenblick auch schon wieder seine Gültigkeit verloren hat und wir von vorn beginnen müssten.

Mit einer Absichtslosigkeit ans Werk zu gehen, ist hier der sicherste Weg. Wir kennen es aus unserem Leben: Es geschieht, wenn wir es am wenigsten erwarten. Nicht anders verhält es sich bei der Meditation. Nichts zu wollen, nichts zu erwarten, es fließen zu lassen - dann werden die Dinge von selbst zu uns sprechen.

*Wenn der Geist auf nichts stehen bleibt,
erscheint der wahre Geist.*

Diamant-Sutra

Auch nicht ganz unwichtig ist der Platz, an dem wir unsere Meditation abhalten wollen. Von daher sollten wir diesem auch die gebührende Aufmerksamkeit zukommen lassen. Für die tägliche(n) Meditation(en) zu Hause empfiehlt es sich, hierfür einen bestimmten Platz festzulegen. Ideal wäre sogar ein kleiner Raum, der nur für die Meditation bestimmt ist. Dieses Kriterium ist von nicht geringer Bedeutung, weil auch ein Raum mit den ihm eigenen Energien sich auf uns und unsere Meditation einstellen wird. Je öfter wir in unserem Raum meditieren, desto leichter wird es gelingen, nach Innen zu gehen. Auch dieser Raum braucht seine Zeit, um sich mit „Meditations-Energie" füllen zu können. Dies wird am Anfang nicht ganz leicht sein. Ähnlich wie bei unseren Gedanken erleben wir, dass sich der Raum sozusagen gegen die (neue) Stille wehrt. Er muss erst auf das, was wir in ihm tun, eingestellt werden. Durch unsere regelmäßige Nutzung wird er entsprechend konditioniert. Räucherstäbchen unterstützen uns dabei - sie reinigen und riechen außerdem gut!

Von der Ausstattung her sollte dieser Raum einfach, schön und harmonisch sein, mit hellen, zarten Farben versehen - und vor unserer Meditation natürlich gut gelüftet sein, denn Sauerstoff gehört ja mit zu unserer wichtigsten Nahrung.

Nach einiger Zeit werden Sie bemerken können, dass Sie sich auf diesen täglichen Besuch in Ihrem Meditationsraum richtig freuen. Sie werden dann diese besondere, wohltuende Energie spüren können, die sich dort durch Ihr kontinuierliches Meditieren aufgebaut hat und werden mit Sicherheit nach einer gewissen Zeit diesen Ort als kleines Heiligtum zu würdigen wissen.

Es werden mehr Menschen durch Übung tüchtig als durch ihre ursprüngliche Anlage.

Demokrit

Demokrit

Was kann Meditation bewirken?

Was bringt mir persönlich die Meditation? Diese Frage stellt sich zwangsläufig jeder, der von diesem Thema berührt wird oder eventuell kurz davor steht, einen weiteren Schritt zu gehen und sich für einen Meditations-Kurs in der Volkshochschule oder in einem Seminar- bzw. Meditations-Zentrum anzumelden.
Von allen Seiten ist zu vernehmen, welche wahren Wunderwirkungen von der Meditation ausgehen können. Gesundheit, Leistungssteigerung, innere Ruhe, Ausgeglichenheit und Kreativität sind nur einige der häufig genannten Vorteile, die sich einstellen können, begibt man sich „auf den Weg"!
Diese recht verlockenden Auswirkungen möchte doch jeder gern für sich verbuchen können. Auch ein erweitertes Bewusstsein oder eine Erleuchtung gar wären wirklich nicht zu verachten.

Derlei Glücksverheißungen stellen sich jedoch nicht heute und auch nicht unbedingt morgen ein - das sollten Sie keinesfalls erwarten! Hier ist schon etwas mehr Geduld und vor allem ein kontinuierliches Üben erforderlich.
Dieses Üben mit all' den vielen kleinen, täglich neuen spürbaren Erfahrungen und Bereicherungen ist dann auch der Weg, der das besagte Ziel ausmacht. Stellen sich hingegen nach recht kurzer Zeit kleinere, jedoch überaus wertvolle Geschenke, wie mehr Gelassenheit und eine spürbar feinere Sensibilität ein, dann sind dies schon beachtliche Erfolge, die Ihnen bestätigen, den fraglos richtigen Weg beschritten zu haben. Doch welche „neuen" Wahrnehmungen sich wann und wie beobachten lassen, kann sehr unterschiedlich ausfallen.

Was für den einen Menschen gilt, muss nicht auch zwangsläufig für den anderen Gültigkeit besitzen - jeder reagiert anders! Wie schnell und in welcher Form sich Erfolge durch die Meditation zeigen, hängt von dem persönlichen Hintergrund jedes Einzelnen, seinem Karma und natürlich auch von der Qualität seiner Übungen ab.

Auf jeden Fall wird sich ein Erfolg einstellen! Es geht in unserem Universum nichts verloren - und schon gar nicht eine Energie, wie sie beim Meditieren entsteht. Diese wirkt sich mit Sicherheit bei uns positiv aus. Was aber die Sache so kostbar macht und zudem von einer echten Gemeinnützigkeit sprechen lässt, ist die faszinierende Tatsache, dass die positive Wirkung Ihres Meditierens auch jeden Einzelnen in Ihrer Familie, in Ihrer Firma, in Ihrer Stadt und in Ihrem Land erreichen und letztendlich unserem Planeten sowie dem ganzen Universum zugute kommen wird. Dies klingt natürlich zunächst einmal weit hergeholt, wird jedoch bei genauerem Hinsehen wieder logisch.

Versuchen wir die positiven Auswirkungen der Meditation einmal grob in zwei Kategorien aufzuteilen, so ergibt sich Folgendes:

1. Eigener Nutzen
2. Nutzen für andere

Nun lässt sich der erste Punkt, in dem es um vorteilhafte Auswirkungen auf die eigene Person geht, noch weiter aufteilen, nämlich in den *materiellen Bereich*, dem also die körperliche Gesundheit zuzuordnen wäre, und den *geistigen Bereich*, der die spirituelle, die seelische Gesundheit umfasst. Letztlich lassen sich beide Bereiche jedoch nicht voneinander trennen - sie werden wieder zusammengeführt, denn schließlich können wir nur von *einer* Gesundheit als Ganzes sprechen, und dieses Ganze lässt die körperliche und die geistige Gesundheit miteinander verschmelzen und kann somit nur als Komplettpaket unsere Weiterentwicklung unterstützen.

Und hierfür sind in 1. Linie nur *wir selbst* verantwortlich
- sonst niemand!

Ich wüsste auch niemanden, der an Ihrer Gesundheit sonst noch Interesse hätte. Leider sehe ich bis jetzt nur ganz wenige Ärzte, die das Problem in geschilderter Form begreifen und sich durch entsprechende Wieterbildung oder eine innere Öffnung auf unsere neue Zeit eingestellt hätten.

Die Krankenkassen kann ich hier sowieso nicht so sehr ernst nehmen, denn sonst wäre eine aufgeschlossenere Einstellung gegenüber den oft wirksameren und auch günstigeren alternativen Heilmethoden vorhanden. Gut, bei einzelnen Methoden zeichnet sich wohl ganz langsam ein Wandel ab, doch es passiert alles viel zu schwerfällig und auch zu lustlos. Außerdem müssten sie mit den Rauchern (die sich selbst zerstören und ihre Umgebung ebenso vergiften), auch entsprechend umgehen.

Ja, und ich denke, mit unserem Staat ist hier erst recht kein Staat zu machen, andernfalls hätte er bereits vollkommen andere Rahmenbedingungen geschaffen. Außerdem wird der Staat von der Berufsgruppe *Politiker* bekleidet, die ich ja in einem vorigen Kapitel schon etwas näher unter die Lupe genommen habe, und von deren Wirken sich für mich kein Fünkchen Optimismus abringen lässt.

Wie gut, dass es die Meditation gibt und wie gut erst, dass Sie und ich damit in Berührung gekommen sind! Wir können uns der Meditation jetzt sofort eigenverantwortlich, bequem und kostengünstig - nämlich zum Nulltarif - zuwenden, womit ich auf die positiven Auswirkungen konkret zu sprechen kommen möchte:

Für eine positive körperliche Reaktion spricht beispielsweise die mögliche Senkung des Blutdrucks bei Menschen mit einem erhöhten Blutdruck - natürlich vorausgesetzt, dass sie regelmäßig meditieren. Sehr viele Untersuchungen können das bestätigen. Dieses Phänomen erklärt sich ganz einfach dadurch, dass die Meditation zur Entspannung der Muskelgruppen beiträgt, die für eine Einengung der Blutgefäße verantwortlich sind.
In engem Zusammenhang hierzu steht auch die Atmung. Da es während des Meditierens zu einer Verringerung der Atemfrequenz kommt, steuert dies ein Übriges zu der angestrebten Entspannung bei.

Fällt es Ihnen schon auf, dass sich alles mehr und mehr schlüssig und nachvollziehbar gestaltet?
Es werden also Atmung und Herztätigkeit günstig beeinflusst, was sich verständlicherweise gleichermaßen positiv auf den Magen- und Darmbereich auswirkt. Besser gesagt auswirken muss, denn auch dies ist nicht mehr und nicht weniger eine logische Reaktion.
Nachweislich reduziert Meditation auch das Risiko, einem Herzinfarkt und Schlaganfall zu erliegen. US-Forscher haben 60 Bluthochdruck-Patienten 6 Monate lang 2 x 20 Minuten täglich meditieren lassen.

Das Ergebnis dokumentierte, dass die vorher verhärteten Arterien sich hinterher deutlich weicher zeigten. Ebenso wurde deutlich, dass im Zustand der Meditation der Stoffwechsel herabgesetzt wird, wodurch sich Herzschlag und Atmung beruhigen und ein Sinken des Blutdrucks herbeigeführt wird.
Blutdruckprobleme haben ja, wie auch alle anderen „Störungen", eine seelische Ursache! Und sie beruhen größtenteils auf Stress. Ganz klar wird es einem, wenn wir einmal bedenken, dass es in früheren Zeiten keinerlei Probleme mit Beschwerden dieser Art gab.
Nachdem man es jetzt endlich nachweisen konnte, sind sich inzwischen immer mehr Mediziner und Forscher auch ganz sicher, dass Immunsystem, Herz und Kreislauf gestärkt und auch auftretende Angstzustände gemildert werden.
Auch haben sie inzwischen erkannt, was seit Jahrhunderten klar ist, dass nämlich geistige Zustände und körperliches Wohlbefinden in sehr engem Zusammenhang stehen!

Plötzlich werden von der Wissenschaft altbekannte Thesen propagiert, nämlich dass durch entsprechende Übung Einfluss auf die mentalen Prozesse genommen werden kann – etwa so, als würden wir uns bei angemessenem Training körperlich wieder in Form bringen können!

Mit Verzögerung von Jahrhunderten heißt es weiter, dass diese uralte Technik in der Lage sei, auch störende emotionale Muster verändern zu können.

Also im Grunde werden all' diese Bereiche bei der Meditation erfasst, einschließlich unserer mannigfaltig vertretenen Zivilisationsbeschwerden wie Kopfschmerzen, Migräne und Diabetes, bis hin zum Krebs. Und selbst dann, wenn sich jemand nur ganz schwer von

Schicksalsschlägen, die ihn herunterziehen, oder anderen negativen Erlebnissen im Alltag erholen kann.

Die Meditation ist praktisch für jeden Menschen sinnvoll. Wenn er bereits krank ist, sei es nervlich, durch Stress oder Depressionen belastet, oder in dem Sinne körperlich, dass er von den oben genannten Krankheiten wie Krebs etc. betroffen ist.
Im Idealfall ist Meditation sicherlich bei gesunden Menschen einzusetzen, bei denen sie vorbeugend wirkt, den Menschen stärkt und ihn aufbaut.

Natürlich dürfen wir die Meditation nicht losgelöst von anderen Einflüssen betrachten, die an unserem Körper Spuren hinterlassen. Beispielsweise eine nicht „artgerechte" Ernährungsweise, wie sie heute oft noch vorherrscht, kann unserem Körper langfristig nur schaden. Wenn wir uns also auf der einen Seite permanent mit zu großen Mengen falscher Nahrung vollstopfen und hierdurch unsere Gefäße zukleistern, was sich zwangsläufig auf unseren Blutdruck auswirken muss, indem er irgendwann auf bedrohliche Höchstwerte klettert, dürfen wir nun auf der anderen Seite nicht plötzlich von der Meditation erwarten, wieder auf Normalwerte zu gelangen und dabei munter weiter schlemmen.
Solchen Widersprüchen, denen wir in unserer heutigen Zeit häufig begegnen, wollen wir lieber nicht erliegen. Man braucht sich nur einmal in einen Kurort zu begeben, um dort „kurende" Patienten in Cafés rauchend und mit großen Sahnetorten beschäftigt, beobachten zu können. Ganz gewiss hat dies nichts mit einer Gesundung der Menschen zu tun, außer dass es die Krankenkassen sehr viel Geld kostet, das unnötigerweise zum Fenster hinausgeworfen wird.

Natürlich stabilisiert wiederum ein freudvolles Kuchenessen ebenfalls die Seele, doch ist es ganz wichtig, hier ein ausgewogenes Maß zu finden!
Und anscheinend kommt solch' ein unvernünftiges Verhalten den Kassen mehr entgegen, als etwa eine zielgerichtete alternative Heilmethode. Bemüht sich ein mündiger Patient eigenverantwortlich um eine alternative Therapie und klopft diesbezüglich bei seiner Kasse an, wird er in vielen Fällen gnadenlos vor den Kopf gestoßen und abgewiesen.

Ebenso gehört es auch zur Meditation, in sämtlichen Lebensbereichen die nötige Achtsamkeit zu erlangen und Themen wie Lebensweise und Ernährung (Ethik) können hierbei mit Sicherheit nicht ausgeklammert bleiben. Im übernächsten Kapitel werden wir uns noch etwas eingehender damit beschäftigen.
Da unser Körper kein Behältnis einzelner, voneinander unabhängiger Organe darstellt, die nichts miteinander zutun haben, sollten wir auch entsprechend mit ihnen umgehen. Vor allem sollten wir sie liebevoll und mit großem Respekt behandeln, denn das haben sie wirklich verdient. So wie alle Menschen miteinander verbunden sind (was ich Ihnen ebenfalls einige Seiten später noch zu vermitteln versuchen möchte), stehen auch all' unsere Organe in Verbindung miteinander und sind bestens in der Lage, untereinander intensiv zu kommunizieren.
Von daher liegt es auf der Hand, dass *alle* Organe reagieren, kommt eines von ihnen zu Schaden. Wenn auch nicht immer sofort und in gleichem Maße, so zeigen sie mittel- und langfristig garantiert Reaktionen auf Störungen, sollte eines von ihnen aus dem Lot geraten sein.

Jeder Mensch hat durch sein Karma bedingt, eine andere Schwachstelle und entsprechend reagiert auch bei jedem Menschen ein anderes Organ oder auch mehrere, wenn etwas nicht mehr stimmt. Es zeigt sich uns immer deutlicher, dass alles miteinander verbunden, nichts voneinander zu trennen ist und somit der Ursprung fast aller körperlichen Leiden im seelischen Bereich zu finden ist.

Haken wir hier ein, so zeigt sich uns die Meditation als eine überzeugende Möglichkeit, bei bestehenden Störungen durch ein positives Einwirken auf die Psyche, in Wechselwirkung den körperlichen Bereich ebenfalls positiv zu beeinflussen.

Man kann auch ganz einfach und plakativ sagen:

Meditieren ist gesund!

Und zwar gesund in jeder Hinsicht. In diesem Zustand verlangsamt sich auch der Hirnrhythmus und es werden Endorphine in Form von Glückshormonen freigesetzt. Diese können sowohl eine Herabsetzung des Schmerzempfindens bewirken, und was fast noch verlockender ist,
sie erzeugen bei uns dieses regelrechte *Glücksgefühl*!

Ähnliche Auswirkungen lassen sich unter anderem auch beim Joggen erleben. Dieses Phänomen wurde wissenschaftlich bereits mehrfach nachgewiesen. Es liegen uns hinreichend medizinisch messbare Wirkungen der Meditation vor.

Meditation bedeutet **die eigene Mitte zu finden**. Und genau dies haben die meisten von uns dringend nötig.

Durch das Praktizieren der Meditation findet man also zu sich selbst, erreicht sich selbst, erreicht sein Innerstes. Die Zentrierung des Ichs unterstützt das Einhalten unseres endlosen verbalen Denkens und trägt so zur Entspannung von Körper und Geist bei. Dies führt schließlich zur Beruhigung des zentralen Nervensystems.

Die sich hieraus ergebenden weiteren Vorteile liegen auf der Hand. Es ist leicht nachvollziehbar, dass sich der Umgang mit Stress bzw. die Reaktion hierauf erheblich verbessert und die durch Meditation erlangte Gelassenheit unter anderem meist eine Linderung bestehender Ängste und Depressionen bewirkt. Hinzu kommt eine Stabilisierung der Grundstimmung. Wie bereits erwähnt, wird durch ein beständiges Meditieren infolge der freigesetzten Endorphine in uns ein nicht zu bezahlendes Glücksgefühl erzeugt. Wir gelangen zwangsläufig zu einer fröhlichen Grundstimmung, die sich sozusagen bei uns einnistet und uns schließlich glücklich macht.

Man kann es tatsächlich so sagen und jeder Skeptiker wird zugeben müssen, dass solch' ein permanent vorhandenes Glücklichsein das wertvollste Geschenk bedeutet, was wir überhaupt erhalten können. Dieses Glücklichsein bezieht sich diesmal nicht auf ein großes, teures Haus oder auf ein schnelles Auto und wir müssen auch nicht unbedingt von einer innigen Partnerschaft abhängig sein (obwohl es natürlich sehr schön ist, diese zu haben) - Nein, es liegt in unserem Innersten, es ist in uns und es gehört nun zu uns!

Können wir noch andere Wünsche haben?

Dieser gewonnene - oder passender ausgedrückt - von uns selbst erarbeitete und somit auch verdiente Zustand

bestimmt schließlich das harmonische Einssein mit uns selbst - und somit auch mit Gott.
Etwas besonders Schönes ist auch das Meditieren in der Gruppe. Welch' unglaubliche Wirkung eine Gruppenmeditation auch auf andere, nicht beteiligte Menschen ausüben kann, beschreibe ich etwas später noch ausführlich. Ich selbst kann von meiner mehrjährigen Gruppenmeditations-Praxis berichten, dass sie mir immer besonders gut getan hat, und ich mich danach in einem total entspannten und gelösten Zustand befunden habe - ja, sich sogar ein unbeschreiblich schönes Gefühl von Leichtigkeit und Zufriedenheit einstellt - fast wie in einem Rausch.

Als Kind der Sechziger Jahre kenne ich den Umgang mit Rauschmitteln nur zu gut und ich möchte an dieser Stelle auf unsere „Befreier", die Beatles, hinweisen, die nicht unwesentlich dazu beigetragen haben, dass Themen wie Meditation heute im vorhandenen Maße präsent sind.
Man kann es getrost so formulieren, dass sie uns aus einer autoritär geprägten, farblosen und langweiligen Welt heraus gerettet haben und schon damals damit begonnen haben, sich den östlichen Weisheiten gegenüber zu öffnen. Da dies die indische Kultur mit einbezog, war der nächste Schritt, das Erlernen der Meditation. Auch nicht zimperlich im Umgang mit Rauschgiften wie LSD und anderen Drogen, haben die Beatles später freimütig bekannt, dass letztendlich die erlebte Erfüllung des Meditierens den Konsum von Suchtmitteln wie Rauschgift etc. überflüssig machen.

Genau das meine ich mit dem Glücksgefühl, das sich beim Meditieren einstellt. Es ist tatsächlich ver-

gleichbar mit einem Rausch, jedoch durchweg in einem positiven Sinne.
Wenn man von dem berühmten „Kick" sprechen will, nach dem sich alle Welt so sehr sehnt, dann ist er in der Meditation zu finden. - Und das alles ohne Alkohol, Drogen oder sonstige selbstzerstörerische Unsinnigkeiten. Es entsteht keine Benebelung, sondern ausschließlich Klarheit; Der Kontakt zum Körper ist klar und direkt und nicht - wie bei welcher Art Rausch auch immer - unterbrochen, gestört und verzerrt. Es tritt am nächsten Tag kein Kater auf, im Gegenteil, das Wohlbefinden hält an. Man befindet sich sozusagen auf einem „Dauertrip", der in jedem Sinne unsere Gesundheit fördert, anstatt sie zu zerstören.

All' diese Belege sind, so wie ich meine, durchweg logisch und leicht nachvollziehbar und in keiner Weise dubios, abgehoben oder etwa mystischer bzw. esoterischer Leichtgläubigkeit zuzuschreiben!
Zusammengefasst lassen sich die Auswirkungen der Meditation auf folgende interessante Formel bringen:

**Je mehr der Mensch meditiert,
desto mehr verändert er sich.**

Diese These beinhaltet die praktische Umkehrwirkung, die besagt:

**Je mehr er sich verändert hat (durch die Meditation),
desto besser und tiefer gelangt er in die Meditation!**

Infolge dieser Veränderung entwickeln wir mehr Bewusstsein, was schließlich zu einem höheren Stand unseres Bewusstseinskontos führt, denn unser Bewusst-

sein bestimmt unser Sein, und unser Sein wiederum die Höhe unseres Bewusstseins.
Diese Entwicklung ist für uns nötig, denn nur so gelangen wir zu Wahrheit und Klarheit. - Und wo Wahrheit ist, da können wir auch Fortschritt in unserer Entwicklung finden!
Ausschließlich dieser echte Fortschritt bei der Bewusstseinsbildung wird uns auch dabei dienlich sein, zur Lösung der Probleme beizutragen, denen sich die Menschheit jetzt stellen muss. Und so passt Meditation genau in unsere Welt und wird entgegen der landläufigen Meinung von immer mehr Menschen entdeckt. Von Menschen, die in der Welt leben, sich ihr zuwenden, anstatt sich von ihr abzuwenden oder gar auszusteigen.

Gerade die Menschen, die unsere Probleme in diesem neuen Jahrtausend wirklich ernst nehmen, praktizieren die Meditation und können sich hierdurch ein unerschöpfliches Kraftpolster zulegen.
Da wir nur von einem kleinen Teil unseres geistigen Potentials Gebrauch machen, sollten wir diese Erkenntnis aufgreifen und den vorhandenen Mißstand schnellstmöglich ändern.
Wir könnten dieses schier unerschöpfliche Potential an Energie und Intelligenz in uns mobilisieren und dann zum Wohle aller einsetzen.

Buddha sagte, er lehre nur zweierlei:
Die Verursachung des Leidens und die Beendigung des Leidens!
Während die Verursachung durch das Ego (wie Hass, Begehren und Missgunst) herbeigeführt wird, führt der Weg der Meditation in die Richtung zur Beendigung des Leidens. Von daher dient die spirituelle Ent-

wicklung eines einzelnen Menschen auch allen anderen Menschen bzw. allen Wesen.

Das Denken eines Weisen zeichnet sich dadurch aus,
dass er zugleich an das eigene Heil,
an das Heil des anderen, an das beiderseitige Heil
und an das Heil aller Wesen denkt.

Anguttara-Nikaaya

Anfang der Neunziger Jahre wurde in den USA ein historisches Experiment durchgeführt. In Zusammenarbeit mit unabhängigen Wissenschaftlern und sogar unter Mitwirkung des FBI fand eine „Marathon-Meditation" statt. Damit komme ich auf die angekündigte Beschreibung, wie sich Meditation in der Gruppe auswirken kann. Eine Gruppe von etwa 4.000 Menschen meditierte einige Wochen lang und konnte damit ein umwerfendes Ergebnis an den Tag legen:
Die Anzahl der Gewaltverbrechen reduzierte sich während dieser Zeit in der betreffenden Region um sage und schreibe 20%! - nicht schlecht, oder?
Ein weiteres Beispiel: 2012 meditierten Tausende von Menschen gleichzeitig in vielen Städten Südamerikas für die Lösung ihrer gesellschaftspolitischen Probleme. Sie haben sich in großer Anzahl zusammengefunden und sind von der Wirkung ihrer ausgesendeten Energie überzeugt!

Bereits früher brachten Studien verblüffende Ergebnisse hervor, in denen Ähnliches nachgewiesen werden konnte - so u.a., dass die Verbrechensrate in einer Region immer dann signifikant abnahm, wenn eine Gruppe Menschen dort ihre Meditationen abhielt -

wobei die Qualität des Erfolges von der Größe der Gruppe und der Dauer der Meditation abhing.
Unwahrscheinlich!, werden viele sagen und besonders lautstark dürften unsere „Realisten" wieder derartige „Hirngespinste" in Zweifel ziehen wollen. Ich gebe zu, es klingt zunächst recht abenteuerlich.
Die Meditation schafft zunächst im Geistigen die Voraussetzungen dafür, dass sich bestimmte Ereignisse im Materiellen überhaupt erst manifestieren können. Natürlich vorausgesetzt, dass solche Ereignisse auch im Plan gewollt sind!
Und bei nochmaliger, diesmal jedoch genauerer Betrachtung, verliert die Sache unter Einbeziehung eines anderen, inzwischen recht bekannt gewordenen Phänomens ihren mystischen Schleier:
Der Biologe Rupert Sheldrake geht in seiner überzeugenden Theorie davon aus, dass alle Menschen, und alle Wesen schlechthin, energetisch miteinander verbunden sind, und zwar mittels einer Art Netzwerk. Diese Umspannung wird als das *Morphogenetische Feld* bezeichnet:
Zu allen Zeiten ist es vorgekommen, dass beispielsweise Erfindungen fast zeitgleich, oftmals sogar an zwei entgegen gesetzten Orten auf der Welt hervorgebracht wurden, ohne dass die Beteiligten voneinander wussten.
Dies erklärt sich eindeutig durch das Vorhandensein des morphogenetischen Feldes und zwar in der Form, dass die (Energie-)Felder der Beteiligten infolge ihrer ähnlich strukturierten Schwingungsfrequenz miteinander in Verbindung treten, wobei angesammeltes Gedankengut (wie z. B. eine Erfindung o.ä.) angezapft werden kann.
So kann es also vorkommen, dass jemand, der mit einer neuen Idee beschäftigt ist, die Gedanken eines anderen

auffängt, der mit der gleichen Sache beschäftigt ist. Derjenige nun, der schneller in der Lage ist, die neu gewonnenen Erkenntnisse in die Praxis umzusetzen, wird in der Regel die Lorbeeren einheimsen können. Sollten Sie auch zu der Gruppe der schöpferisch Tätigen gehören, so kann ich Ihnen nur dringend empfehlen, eine Neukreation nicht erst in die Schublade zu legen, sondern sie möglichst schnell umzusetzen - bevor es ein anderer tut!

Auch C. G. Jung spricht in seiner *Theorie des kollektiven Unbewussten* von einer Kollektivseele aller Wesen, was eindeutig für eine Verbundenheit aller Wesen spricht.
Durch dieses Phänomen muss es also möglich sein, das Gesamtfeld zu beeinflussen. Wenn es einem einzelnen Menschen oder einer Gruppe gelingt, durch die Meditation das eigene Energiefeld harmonisierend zu ordnen, so kann dies nicht ohne Einfluss auf das Bewusstsein des Kollektivs bleiben und muss zwangsläufig Auswirkungen auf die gesamte Gesellschaft und somit auch auf die Qualität des Umgangs der Völker miteinander zeigen!

So bietet uns die Meditation also fantastische Möglichkeiten, im großen Stil eine Art Seelsorge zu betreiben. Inzwischen geht man davon aus, bereits eine positive Wirkung beispielsweise in einer Stadt zu erzielen, wenn nur 1% der Einwohnerzahl meditiert. Das gleiche gilt natürlich für ein ganzes Land, usw. usw. ...
Man spricht hier inzwischen vom „Maharishi-Effekt" oder dem „1%-Effekt", da speziell bei der TM

(Transzendentale Meditation) hierüber großflächige soziologische Studien durchgeführt wurden.
Die TM-Gesellschaft bietet übrigens für leider nicht unbedingt wenig Geld die Meditation im Fernstudium an!
Doch was sind dies alles für hoffnungsträchtige Aussichten, etwas für unseren kleinen, wie aber auch für den großen Frieden tun zu können - und dies so wirkungsvoll wie keine andere Methode und keine Strategie und Maßnahme jemals zuvor.
Es bietet sich an, Meditation bereits in den Schulen zu lehren, um schon junge Menschen hiermit vertraut zu machen und ihnen damit ein wertvolles Kapital zu verschaffen. Sie wären dann später als Erwachsene noch besser in der Lage, tiefer und wirkungsvoller zu meditieren und so ihrem Leben sowie dem friedlichen Miteinander aller, die nötige kraftvolle Unterstützung zu verleihen.

Von der Ärztin und Pädagogin Maria Montessori stammt die Aussage, dass die Meditation für eine gesunde Entwicklung des Menschen schon im Kindesalter nötig ist und lässt folgerichtig diese Überzeugung erfolgreich in ihren Schulen praktizieren.

Weiterhin könnten (müssten!) im ganzen Land, wie auch in jeder kleinen oder größeren Institution, Gruppen gebildet werden, die regelmäßig meditieren. Erstaunlicherweise ist es bereits vielen Menschen in der Gesellschaft bekannt, dass die Meditation diese durchweg positiven Lösungen für uns bereithält. Selbst die „Bundeswehr", die ansonsten eher andere Ziele verfolgt, hat dieses Instrument aufgegriffen. Das führte jedoch zu dem Ergebnis, dass viele Uniformierte ihnen nach dem Erlernen und Praktizieren dieser davongelaufen sind, was letztendlich zu einem doppelt positiven Ergebnis führte!

Von daher wäre es schon naheliegend, Pläne für eine wirksame Umsetzung dieses Gedankens zu erarbeiten. Und jeder fragt sich jetzt natürlich sofort, warum hier nicht schon längst etwas geschehen ist, wenn doch solch' eine kraftvolle und massive Wirkung von der Meditation ausgeht.
Doch alles braucht eben seine Zeit und unser System mit den vielen einflussreichen und mächtigen Interessengruppen verhindert die Realisierung solch' einfacher und klarer Patentrezepte. Das war schon immer so, und unseren Fortschritt verdanken wir ausnahmslos kleinen, mutigen Minderheiten, die ihre Ideale nicht selten unter Aufbietung großer persönlicher Nachteile vertreten mussten.
Deswegen erschwert es die Umsetzung einer Idee erheblich, wenn sie nichts kostet, also zum Nulltarif zu haben ist! Wie soll man sie da jemandem verkaufen? Es ist immer schwierig, wenn eine Sache zu einfach ist, und bekanntermaßen werden durchweg Lösungen in Betracht gezogen, die möglichst kompliziert und außerdem möglichst teuer sind - sonst werden sie gar nicht ernst genommen!
Vor diesem Hintergrund gestaltet sich unser System.

Das spiegelt sich leider in sehr vielen Bereichen wieder, wie zum Beispiel auch auf dem Gebiet der Ernährung. Komplizierte Diäten, wie das umständliche Zählen von Kalorien, oder eine Bezugnahme auf Blutgruppen, oder sogar Sternzeichen etc. lassen sich erfolgreicher an den Mann (und selbstverständlich auch an die Frau) bringen, als eine natürliche Ernährung bzw. das Naheliegende, nämlich einfach weniger zu essen, wenn ein Übergewicht vorhanden ist. Alles andere wäre ohnehin Blödsinn!

Also - wie erwähnt - ideal wäre es, bereits Kindern die Meditation nahe zu bringen. Bis dorthin liegt jedoch noch ein langer Weg vor uns. Leider versuchen viele entgegen gesetzte Interessengruppen diese Entwicklung zu blockieren.

Hier sollten Lehrer motiviert werden. Dies dürfte sich jedoch als auch nicht ganz einfaches Unterfangen gestalten.

Diese Vermutung nährt sich durch Befragungen in der Bevölkerung, die besagen, dass ein Großteil der Meinung ist, für die Berufsentscheidung der Profession „Lehrer" wären materielle Dinge wie Pensionsanspruch, Beamtenstatus und die vielen Ferien von primärer Bedeutung und nicht etwa das hierfür erforderliche ideelle Anliegen, junge Menschen engagiert auf das Leben vorzubereiten, ihnen überzeugt Werte zum Wohle aller zu vermitteln.

Anfang des Jahres 2002 berichtete der Sender RTL über den Bildungs(not)stand unserer Lehrer. Es kam zutage, dass einige der befragten Lehrer nicht einmal den Namen unseres (damaligen) Bundespräsidenten nennen konnten.

Ja, ich glaube, dass auch von dieser Seite in nächster Zeit noch nicht all' zuviel zu erwarten ist.

So müssen wir es eben selbst in die Hand nehmen, und je mehr Menschen sich der Meditation widmen, desto intensiver formt sich die hieraus entstehende positive Energie und kann sich in dem oben bereits beschriebenen Netz, dem morphogenetischen Feld, ausbreiten und auf diese Art und Weise andere Menschen (Wesen) erreichen und auf das Ganze einen positiven, harmonisierenden Einfluss ausüben.

Ein höchst interessanter Aspekt - aktuell wie nie zuvor - ist die Möglichkeit, im Strafvollzug die Meditation einzusetzen. Und dies natürlich auch in Verbindung mit einer vegetarischen Ernährung. Da Fleischessen die aggressiven Tendenzen im Menschen fördert, wäre solch' eine kombinierte Maßnahme der erste und einfachste Schritt, dieser „Risikogruppe" zu einer positiven Veränderung zu verhelfen. Auch dies stellt eine einfache und effektive, jedoch „leider" wieder kostengünstige Maßnahme zur Resozialisierung dar.

Wenn nicht gerade ein langfristig unwürdiges Wegschließen praktiziert wird, bedenke man bitte einmal, welche aufwändigen Aktionen aufgeboten werden, um Gefangene auf ihr Leben „danach" vorzubereiten, um die Quote der Rückfallhäufigkeit bei Haftentlassenen zu reduzieren. Aktionen, die bezüglich Effektivität und Kosten allesamt nicht sehr dazu beitragen, Optimismus zu verbreiten.

Mit dieser Möglichkeit, in den Strafvollzug positiv einzuwirken, wurde vor Jahren bereits in den USA in einigen Bundesstaaten sehr erfolgreich begonnen. Häftlinge, wie auch Personal, wurden gleichermaßen mit der Meditation vertraut gemacht. Und genau das ist auch sinnvoll. Diese mutige und Richtungsweisende Maßnahme hatte zur Folge, dass der Umgang zwischen Personal und Häftlingen freundlicher wurde, die Rückfallquote der meditierenden Haftinsassen sich erheblich reduzierte, die Drogendelikte in den Anstalten abnahmen, usw., usw. ...

Was aus diesen hoffnungsträchtigen Versuchen geworden ist, entzieht sich leider meiner Kenntnis.

Wir können jedoch sehen, die Meditation bietet uns eine Vielzahl von Chancen, die nicht nur uns selbst zugute kommen, sondern sich ebenso bei anderen Menschen positiv auswirken können. Und es sind durchweg Wege, die nicht nur nichts kosten, die Umwelt nicht belasten und keine schädlichen Nebenwirkungen aufweisen, sondern es sind allesamt saubere, effektive und erfolgreiche Maßnahmen, die genau in unsere Zeit passen!
Was also kann uns noch abhalten?

Unsere Gehirnwellen

Ob und wie tief wir uns in der Entspannungsphase befinden, lässt sich natürlich auch messen. Unsere Gehirnwellen geben hierüber eine ganz klare Auskunft und können mittels eines EEG's sichtbar gemacht werden. Wie wir wissen, lassen sie sich verschiedenen Frequenzbereichen zuordnen, die ich nachfolgend etwas näher beschreiben möchte:

Im Normalzustand werden wir bei uns heutzutage vornehmlich **Beta-Wellen** messen können, die sich auf einer Frequenz von 13-30 Hertz befinden. Sie kennzeichnen praktisch unseren Alltag, bestimmt durch das Arbeitsleben, verbunden mit einer wachen und angespannten Aufmerksamkeit. Wir sind sozusagen in ständiger Alarmbereitschaft, mit einer nach außen gerichteten Konzentration und von logischem Denken geprägt, in Verbindung mit Stress, Sorgen, Ärger und Angst.

Unsere beiden Gehirnhälften verhalten sich in diesem Zustand nicht synchron und es kann behauptet werden, dass wir unserem Körper und Geist Schaden zufügten, würden wir uns ausschließlich im Beta-Zustand aufhalten. Infolge der permanenten Alarmbereitschaft würden von unserem Gehirn übermäßig viele Chemikalien wie Adrenalin etc. produziert, die verständlicherweise irgendwann zunächst zu den vielen bekannten psychosomatischen Krankheiten führen könnten. Der Leidensweg beginnt ja meistens mit chronischen Kopfschmerzen, über Magen- und Darmprobleme bis hin zum Herz- und Schlaganfall.

Es besteht also eine gute Chance, einer Vielzahl dieser heutzutage verstärkt auftretenden Probleme Herr zu werden, wenn wir es erlernen, uns vermehrt in dem für uns günstigeren Bereich, dem Alpha-Zustand, zu bewegen.

Mensch, träumst du schon wieder? Diesen Vorwurf haben Sie sicherlich schon oft gehört. Wir sind in diesem Zustand sozusagen auf „Alpha".

Diese **Alpha-Wellen** bewegen sich bei 8-13 Hertz. Hier finden wir unsere Entspannung, Gelassenheit und ein fließendes Denken. Unsere Gehirnhälften verhalten sich hier synchron. Jeweils unmittelbar nach dem Aufwachen und kurz vor dem Einschlafen befinden wir uns in diesem Zustand. Wir sind dann auch besonders aufnahmefähig.

Schon als Kind ist es mir aufgefallen, dass ich kurze Zeit vor dem Einschlafen oft die besten Ideen hatte. So versuchte ich das Hinübergleiten in den Schlaf - meist vergeblich – hinauszuzögern, denn ich konnte mich an den kreativen Gedankenbildern gar nicht satt sehen. Ich erinnere mich noch, als ich mir die Aufgabenstellung einer schwierigen Konstruktion in dem Schulfach Geometrie vor dem Einschlafen noch einmal durch den Kopf gehen lassen wollte. Geometrie war alles andere als mein Lieblingsfach und ich fiel hier eher durch ein ausgeprägtes Nichtwissen auf. Mit dieser Aufgabe wollte der Lehrer testen, ob wir in der Lage waren, einen noch nicht behandelten Stoff zu erfassen. Ich dämmerte kurz vor dem Einschlafen so vor mich hin, als mir die Lösung in den Kopf schoss. Ich war mir plötzlich ganz sicher, wie diese Lösung, diese Konstruktion, aussehen musste. Vor meinem geistigen

Auge konnte ich nun alles ganz klar und deutlich erkennen.

Am nächsten Tag verblüffte ich Lehrer und Mitschüler mit dieser für mich höchst ungewöhnlichen Leistung. Sie hatten zunächst Schwierigkeiten damit, mir meinen Geistesblitz abzunehmen, doch ich konnte ihnen exakt alle Einzelheiten des Lösungsaufbaus beschreiben.

In der nachfolgenden Zeit habe ich noch des Öfteren schwierige Aufgaben „im Bett" gelöst und damit Lehrer und Mitschüler so manches Mal nicht schlecht staunen lassen. Einerseits wunderte ich mich damals schon über dieses Phänomen, andererseits schien es mir intuitiv auch normal und natürlich zu sein. Ich habe es als selbstverständlich hingenommen und es mir oft zunutze machen können.

Ähnlich gelang es mir in besonders schwierigen Schulzeiten, mich während einer unerträglichen Unterrichtsstunde in Form von Phantasiereisen „aus dem Staub" zu machen. Bei einem sehr unangenehmen Lehrer veranstaltete ich solcherlei Reisen, sobald er den Klassenraum betreten hatte und kehrte erst am Ende der Stunde erfrischt und gut gelaunt wieder zurück. Als Hundeliebhaber sah ich mich in meinem „Film" meistens während der ganzen Unterrichtsstunde mit einem großen Schäferhund im Wald herumtoben und hatte immer einen Riesenspaß dabei. Natürlich kannte ich das Wort *Phantasiereise* damals noch nicht, trotzdem gelang es mir, diese Reisen zu unternehmen und es hat hervorragend funktioniert.

Es kam aber auch vor, dass eine besonders schöne Szene abrupt durch einen stechenden Schmerz an meinem Kopf unterbrochen wurde - hervorgerufen durch den gezielten Wurf eines Schlüsselbundes, den der Lehrer nach mir warf. Wahrscheinlich gab der, vielleicht verklärt wirkende, Ausdruck meines Gesichtes einen deutlichen Hinweis auf eine etwaige Fernreise. Doch Schikanen dieser Art machten mir nicht mehr viel aus, das Erleben hierbei war mir auf jeden Fall die Sache wert und ich fand auch immer schnell wieder zurück in meinen Film.

Beim Schildern dieser Erinnerungen stellt sich mir auch heute noch unweigerlich die Frage, warum Lehrer früher immer einen derart großen Schlüsselbund besaßen. Entweder mussten sie Besitzer riesiger Immobilienbestände gewesen sein, oder sie hielten sich scharenweise Mätressen, die sie in verschiedenen Wohnungen untergebracht hatten. Beides kann ich mir aus heutiger Sicht kaum vorstellen. Die erste Möglichkeit scheidet aus, denn Lehrer gehörten damals noch, in den sechziger Jahren, mit zu den schlechter bezahlten Berufsgruppen. Es war bei ihnen allenfalls ein altes Fahrrad drin. Mit der zweiten Möglichkeit mag ich mich auch nicht so recht anfreunden, denn sie waren größtenteils unattraktiv, ebenso schlecht gelaunt wie schlecht gekleidet und rochen meistens aus dem Mund. So bleibt mir nur der Schluss zu unterstellen, sie hätten sich diese überaus großen Ansammlungen von Schlüsseln speziell für Schüler wie mich angeschafft, um deren Ausflüge in die Sphärenwelt auf diese Weise beenden zu können.

Doch zurück zum Thema: Die Alpha-Wellen gehören also zu den Frequenzen, die uns in besonderer Weise von Nutzen sein können. Speziell dann, wenn wir uns ihrer bewusst zu bedienen wissen. Sie stellen sich meist schon bei geschlossenen Augen ein. Bei einem höheren Anteil an Alpha-Wellen spüren wir eine positive

Grundstimmung und wir sollten anstreben, diesen Zustand bei uns dauerhaft zu manifestieren.

Theta-Wellen liegen bei 4-8 Hertz und treten normalerweise im Schlaf und dort besonders während des Träumens auf. Sie verhalten sich ähnlich den Alpha-Wellen, doch erscheinen sie sozusagen in höherer Potenz.

Dieser Zustand lässt sich während einer tiefen Meditation oder durch Hypnose erreichen. Gesteigerte Kreativität, Ideenreichtum und das Vermögen, Problemlösungen leichter zu finden, lassen sich bereits in der Alpha-Phase erreichen, doch können wir dies im Theta-Zustand in entsprechend höher dosierter Form erleben.

Im Gegensatz zu erwachsenen Menschen, bei denen Theta-Wellen normalerweise im Wachzustand nicht auftreten, ist es durchaus normal, dass sich Kinder in der Regel bis zum zehnten, oft sogar bis zum zwölften Lebensjahr auch im Wachzustand auf diesem Feld bewegen. Wir wissen, dass Kinder auf einer anderen Frequenz „fahren" und von daher für uns bemerkenswerte Empfindungen haben können und nicht selten von erstaunlicher Intuition geprägt sind. Das Gefühl dominiert bei ihnen noch über den Intellekt.

... Gefühle sind mehr als Vernunft!

Wie ich meine, sollten solcherlei Erkenntnisse doch selbst-verständlich bei der Erziehung unserer Kinder Beachtung finden, was sich besonders im schulischen Bereich positiv auswirken kann und demzufolge das ganze weitere Leben prägt. Doch leider möchte unser staatliches Schulsystem, wie aber auch ein Großteil der Gesellschaft, von Sensibilitäten dieser Art nicht viel wissen und den Kleinen lieber schon von Anfang an ein möglichst intellektuelles Korsett überstülpen. Da ja mit dem Beginn der Schulpflicht der „Ernst des Lebens" beginnt und ganz schnell „Schluss mit lustig" sein soll, werden Fertigkeiten wie logisches Denken höher angesiedelt, als eine Weiterentwicklung der ihnen eigenen Intuition.

Zu unserem Glück hat Rudolf Steiner das schon im letzten Jahrhundert anders gesehen und durch Gründung seiner Waldorfschulen diesen Geist in seine Schulen einziehen lassen. Dort werden die Kinder von Anfang an mit Fremdsprachen vertraut gemacht. Und zwar auf natürliche Weise, ihrem Fühlen, ihrer Intuition entsprechend - nicht in der sonst üblichen Form, ihnen Vokabeln einhämmern zu wollen.

Nein, es wird mit ihnen in der jeweils zu erlernenden Sprache gesprochen, so wie eine Mutter mit ihrem Kind sprechen würde. Und hieran wird der Lehrstoff gemäß der Entwicklung des Kindes angepasst, während die intellektuellen Anforderungen später anstehen und dann aber auch umso besser aufgenommen werden können. Ähnlich gestaltet sich auch das Konzept der Montessori-Schulen.

Weiterhin gibt es noch die **Delta**-Wellen, die unter 4 Hertz auftreten - vornehmlich im tiefen, traumlosen Schlaf, in Trance oder während tiefer hypnotischer Phasen.

Abschließend möchte ich noch kurz die **Gamma**-Wellen erwähnen, die sich zwischen 30-50 Hertz und mehr bewegen. In diesem Zustand kann man während der Meditation zu mystischen und transzendenten Erfahrungen gelangen.

Die wohl höchsten Frequenzbereiche ihrer Hirnströme erreichen tibetische Mönche aus dem Umfeld des Dalai Lama. Und zwar sind sie so hoch, wie sie in dieser Stärke zuvor noch nicht gemessen worden sind!

US-Forscher hatten die Gehirne von tibetischen Mönchen mit einer Kernspintomografie (MRT) untersucht. Mit dem Ergebnis, dass die Hirnscans belegten, die Aktivität in einem Gehirnbereich, zuständig für Emotionen, würde bei Menschen mit überaus viel Erfahrung in der Meditation erheblich verändert werden. Dies untermauert die These, die Gefühle letztendlich – durch Meditation - beeinflussen zu können, wie ich es bereits auch in dem Kapitel *Was ist Meditation* beschrieben habe.

Doch erstmal begnügen wir uns mit den Zuständen von Alpha, Theta oder Delta. Sie können wir durch die Meditation hervorrufen. Mit einem regelmäßigen Meditieren und unserem hiermit einhergehenden Veränderungsprozess schaffen wir es, uns mehr und mehr in diesen gesunden und wohltuenden Zuständen aufzuhalten.

Finden von Problemlösungen während der Meditation:

Außer einer allgemeinen Entspannung - verbunden mit den zahlreich angesprochenen Vorteilen, die wir durch die Meditation erfahren, können wir auch ganz gezielt auf eine Lösung oder auf eine Antwort hin meditieren. Es leuchtet ein, hiermit erst zu beginnen, nachdem wir bereits eine gewisse Fertigkeit im Meditieren erreicht haben und den Verlauf unserer Meditation einigermaßen souverän steuern können. Wir beginnen unsere Übung wie sonst auch immer - und an einem geeigneten Punkt in der Entspannung angekommen, breiten wir sozusagen unser Problem vor uns aus. Nach einer gewissen Zeit werden wir es erleben können, dass uns Antworten und Lösungen „zufallen", die uns von unserem höheren Selbst gesendet werden.

Zahlreiche Versuche wurden bereits unternommen, die Grenze zwischen Körper und Geist zu überschreiten. So besteht die Möglichkeit, durch Konzentration auf bestimmte, durch Krankheit betroffene Körperregionen, auf ein krankes Organ oder durch die bildliche Vorstellung des arbeitenden Immunsystems während der tiefen Entspannung, wirksam in das Krankheitsgeschehen einzuwirken.

Von Zeit zu Zeit können wir in der Meditation unseren gesamten Körper durchgehen und somit alle wesentlichen Organe durchchecken. Es bedarf, wie erwähnt, einer gewissen Routine, die hierfür erforderliche Sensibilität zu entwickeln.

Doch je eher wir mit unserem regelmäßigen Meditieren beginnen, desto schneller vermögen wir solcherlei Aufgabenstellungen auch mit Erfolg durchzuführen.

Verschiedene Formen der Meditation

So verschieden und vielfältig die Varianten der Meditationstechniken sich auch gestalten mögen, sie haben alle das gleiche Ziel: nämlich uns in den Zustand der Entspannung hinein zu führen. Auf gar keinen Fall will ich Sie nun damit langweilen, Ihnen sämtliche Varianten ausführlich zu beschreiben. Ich möchte lediglich auf einige wenige Begriffe hinweisen:

Eine sehr bekannte Form der Meditation stellt die *Transzendentale Meditation,* auch TM genannt, dar. Für große Beachtung hat hier ein Programm für Fortgeschrittene gesorgt - das *TM-Sidhi-Programm.* Es lässt Phänomene wie das „yogische Fliegen" entstehen, bei dem die Meditierenden tatsächlich einige Zentimeter vom Boden abheben. Doch dies ist allerdings auch wieder nur ein Nebeneffekt der Übung und nicht das Ziel. Im Prinzip ist es ein Sichtbarmachen eines Gedankens, der aus dem transzendentalen Bewusstsein heraus gedacht wird.

Ebenso verbreitet ist die **Zen-Meditation**, die im Prinzip die **klassische Form** der Meditation darstellt, die ich Ihnen in meiner Anleitung vorgestellt habe. Sie gehört mit zu den sogenannten **aktiven** Meditationen. Jedoch gibt es auch hier wieder viele Untergruppierungen - sei es die buddhistische oder hinduistische, usw. usw. – aber sie spielen, wie ich meine, in der Praxis eigentlich keine Rolle!

Bei unserer Zen-Meditation geht es ja darum, die geistige Tätigkeit abzuschalten und sich vollkommen still zu verhalten. Man selbst tut nichts, man lässt es geschehen - es geschieht! Die Achtsamkeitsübung dient zunächst dazu, unseren Geist zur Ruhe zu bringen. Wir richten unsere volle Aufmerksamkeit auf unsere Haltung, auf unsere Atmung und auf unsere Gedanken.

Ich habe lange darüber nachgedacht, wie ich diesen Schritt, in die Meditation hinein zu kommen, für Anfänger erleichtern kann. Und habe dann speziell für die klassische Meditation eine entsprechende Musik produziert!

Verstehen Sie diese Hinweise bitte nicht falsch; Es liegt mir fern, eine versteckte Werbung in diese Zeilen hinein zu mogeln. Ich möchte Ihnen nur langes, unnötiges Suchen ersparen. Ich selbst habe auch jahrelang vergeblich nach einer passenden Lösung gesucht, durch ein geeignetes Medium einfacher und besser meditieren lernen zu können. Nur aus diesem Notstand heraus ist meine Meditations-CD (mit gleichlautendem Titel) entstanden, im Grunde also zunächst nur für mich selbst.

Für meine tägliche Meditation wünschte ich mir eine Musik, die mich vollkommen in die Meditation hineinführt und zwar *ohne* einen gesprochenen Text. Also, keine geführte Meditation. Solch' ein „Hineingeführtwerden" sollte ausschließlich durch die Musik in einer dafür geeigneten Tonart, mittels kontinuierlicher Tempoverlangsamung und Reduzierung der Lautstärke erreicht werden!

Mein nächster Anspruch war, nach Beendigung der Meditation notwendigerweise auch wieder „herausgeholt" zu werden - und hier auch wieder ausschließlich durch die Musik.

Für dieses Konzept wünschte ich mir drei Variationen, d.h., ich wollte zwischen drei möglichen, verschiedenen Zeitlängen auswählen können - nämlich 10 Minuten, 20 und 30 Minuten, je nach Lust und Laune bzw. je nach meinem persönlichen Entwicklungsstand in der Meditation. Gleichzeitig wollte ich hiermit eine geeignete Möglichkeit schaffen, sukzessive voranzukommen bzw. eine Steigerung zu erreichen. Aber ich wollte auch gewissermaßen schon einen kleinen Kurs im Meditieren hervorbringen.

Die **Vipassana-Meditation**, als sogenannte Achtsamkeits-Meditation, stellt ebenfalls eine beliebte Variante dar. Sie ist eine der ältesten Meditationstechniken Indiens und bedeutet soviel wie *die Dinge zu sehen, wie sie wirklich sind.* Vipassana wurde vor etwa 2500 Jahren in Indien wiederentdeckt, und damals schon als ein universelles Heilmittel gegen Krankheiten gelehrt.

Bei der Vipassana-Meditation liegt der Schwerpunkt darauf, sich selbst zu beobachten; Eine Veränderung bei sich selbst zu bewirken, indem während der Meditation auf die Signale des Körpers geachtet wird. Signale, die aus sich gegenseitig beeinflussenden Empfindungen resultieren und schließlich unser Leben bestimmen. Sie zielt darauf ab, die geistigen Unreinheiten aufzulösen und zu Ausgeglichenheit und Liebe zu gelangen.

Will man es sich etwas einfacher machen, wählt man eine **Geführte Meditation**, in der eine Stimme einen Weg vorgibt. Ich wundere mich nur, zu welchen harten Stimmen und unsensibel herunter geratterten Texten manches Mal gegriffen wird. Man kann hierbei mittels „Geführtwerden" den Körper durchgehen, sieht sich achtsam alle Organe an und „rückt" sie gegebenenfalls „zurecht".

Oder wir lassen uns durch eine **Phantasiereise** bezaubern. Wir gehen an unseren Lieblingsort und lassen dem Gehirn angenehme, wohltuende Affirmationen zufügen. Sie stellen die nötigen Impulse her, um wieder erfrischt, zufrieden und positiv gestimmt den Alltag durchleben zu können.

Gute geführte Meditationen sind mit einer wohltuenden Musik unterlegt, die vom Rhythmus und Tempo her einfühlsam die Meditation unterstützen und Sie nicht etwa 'rausreißen! Das Tempo dieser Musik sollte auch dem gesunden Herzrhythmus angepasst sein, d.h. so in etwa 50 Schläge die Minute zählen. Ich habe solche, hierfür geeignete Musik damals in meinem Fachverlag für Reiki, Meditation und Entspannung geführt.

Wir wollen uns jetzt einmal auf eine **Kerzenmeditation** einlassen. Hierzu stellen wir eine Kerze auf einen festen Platz vor uns in die Mitte, zünden sie mit einem Streichholz an und schließen nun für einen Moment die Augen.

Unsere Gedanken konzentrieren sich nun voll und ganz auf die Kerze. Sie bildet *jetzt* den Mittelpunkt unseres Denkens! Es existieren nur noch wir und das Licht der Kerze. Dann, wenn wir uns zentriert haben, sehen wir mit leicht geöffneten Augen zur Kerze, in die Flamme. Wir beobachten die Flamme, den Schein und das Weiche der Aura um den Schein der Flamme herum. Wir versuchen immer tiefer in den Kern der Kerze einzudringen, mit ihr Eins zu werden.

Über einen Zeitraum von 10 – 15 Minuten wollen wir diesen Zustand ausdehnen und dieses Gefühl in uns aufsaugen. Dann löschen wir das Licht der Kerze. Nicht etwa durch das Ausblasen, sondern durch einen altmodischen „Kerzenlöscher", oder aber wir machen die Flamme mit den Fingern aus.

Hiernach lassen wir das soeben erlebte Geschehen in uns wirken, und halten gegebenenfalls wichtige Einfälle bzw. Erkenntnisse fest!

Des Weiteren gibt es die Möglichkeit, über ein Bild zu meditieren, z.B. über ein „Jesus-Bild" oder über den Schriftzug „Gott"! Man versucht sich, immer tiefer dort hinein zu begeben und gelangt dann ebenfalls, am Ziel angekommen, zu tiefer Ruhe und Freude.

Man kann auch ein **Mantra** benutzen, um in die Meditation zu gelangen. Durch das Aufsagen eines bestimmten Wortes, das natürlich auch Gott bzw. eine Gottheit sein kann, kann dieser Effekt erreicht werden. Das Wort „gut" führt, wie man unschwer nachvollziehen kann, auf das Wort „GOTT" zurück und sagt, dass eben ALLES letztendlich gut ist. Gut in dem Sinne, dass alles, auch das weniger Angenehme für uns in dieser Form vorgesehen ist, bestimmte Lernaufgaben für uns bereithält und uns Gefühlszustände erleben lasst, die wir in dieser Form vielleicht noch nicht erlebt haben!

In meinem Umfeld führte kürzlich das mehrmalige Sagen des Wortes „Om" zu einem recht verblüffenden Ergebnis bzw. zu einem Heilerfolg!

Das Om, auch „Urlaut" genannt, beinhaltet im Grunde die Schwingung des gesamten Universums und drückt damit **alles** Bestehende aus. „… die Welt ist Klang"!

Es konnte mithilfe eines Bioresonanzgerätes inzwischen ja auch von der Wissenschaft nachgewiesen werden, welche Schwingung, also welche Wirkung ein bestimmtes Wort auf uns ausübt. Die Kraft einzelner Buchstaben, vereint in einem bestimmten Wort, basierend auf numerologische Gesetzmäßigkeiten, erzeugt eine ganz bestimmte Wirkung. So konnte man sehen, dass von dem Wort „Gott" die höchstmögliche Schwingung ausgeht! Ähnlich verhält es sich mit einem Bild. Auch hier konnte festgestellt werden, dass ein Bild von „Jesus" diese enorme Wirkung bzw. Schwingung aussendet.

Doch auch Yoga, Autogenes Training, Hypnose usw., haben alle das eine Ziel, den Menschen zur Entspannung zu führen und darum sollten diese Methoden in diesem Zusammenhang auch genannt werden.

Die zuvor vorgestellte Anleitung der klassischen Form des Meditierens bildet für mich eine relativ neutrale Möglichkeit, effektiv und praxisorientiert meditieren zu können. Ich unterstelle, dass es auch Ihnen genau darum geht. Wie gesagt, es gibt unterschiedliche Nuancen in der praktischen Ausführung, doch ich denke, dass es unwichtig ist, sich hierin zu verlieren.

Natürlich muss jeder für sich selbst herausfinden, mit welcher Methode er sich langfristig anfreunden möchte. All' das wird sich im Laufe der Zeit ergeben. Vielleicht werden Sie sogar Lust verspüren, sich mitten auf den Vorplatz des Kölner Doms zu setzen, um Ihrer Meditation nachzugehen. So konnte ich es kürzlich beobachten, als sich ein älterer Herr zur Hauptzeit, also gegen 16 Uhr, dort niederließ – wahrscheinlich, um den Härtetest zu bestehen. Er machte nur den „Fehler", dass er seine Hände empfangend auf die Knie legte. So wurde er von vorbei eilenden Passanten unbeabsichtigt damit belohnt, dass sie ihm ständig Geld in seine nach oben gerichteten Handflächen legten!
Aber vielleicht war auch gerade dies von ihm beabsichtigt?!

Sollte Ihnen diese Form jedoch zu hektisch sein, bietet sich auch die Möglichkeit - wie in einem tibetischen Kloster in Frankreich geschehen - zusammen mit hundert anderen Meditierenden einmal 1190 Tage, also 3 Jahre, 3 Monate und 3 Tage meditierend zuzubringen.
Auf diese Art lässt es sich vielleicht sogar irgendwann einmal zu Superlativen gelangen, wie der 69-jährige in New York lebende Meditations-Meister Sri Chinmoy demonstrieren konnte.
Der gebürtige Inder hatte in drei Stunden zwei Kraftsport-Weltrekorde gebrochen. An einer Vorrichtung für das Wadenheben im Stehen gelang es ihm, einen 998 kg schweren Stapel von Metallplatten anzuheben, während er kurz danach 589 kg mit einer Vorrichtung zum Wadenheben im Sitzen hochdrückte!
Der Vizepräsident des internationalen Bodybuilding Verbandes äußerte, er würde niemanden beliebigen Alters kennen, der jemals solch' ein schweres Gewicht im Wadenheben angehoben hätte - es entspricht dem Gewicht eines Volkswagens! Der eher schmächtige Inder hierzu:

Unmöglichkeit steht im Wörterbuch des Menschen.
Gnade steht in Gottes Wörterbuch.
Unmöglichkeit muss sich Gottes Gnade
bedingungslos ergeben.

Meditation leben

Um auch langfristig durch das Meditieren positive Veränderungen zu erleben, bedingt es natürlich, die Meditation als festen Bestandteil in unser tägliches Leben einzubauen. Beginnen Sie zunächst mit etwa zehn Minuten täglich - morgens oder abends und wenn es geht, irgendwann einmal morgens und abends. Sie werden es nach kurzer Zeit erleben, dass es von Mal zu Mal besser vonstatten gehen wird, dass Sie sich mehr und mehr auf diese feste Einrichtung in Ihrem Leben freuen und es sehr genießen werden, diesen täglichen, ganz privaten Termin mit sich selbst wahrzunehmen.

Natürlich wird es auch kleine Krisen geben, in denen es Ihnen nicht gelingen will, diese zehn Minuten für sich zu finden. Es ist faszinierend zu beobachten, wie sich plötzlich alle möglichen Dinge in den Vordergrund stellen wollen mit dem Ziel, Sie von Ihrem neuen Weg abzubringen.
Hier heißt es dann wieder, nicht verbissen, sondern ganz gelassen und bestimmt, Charakter- bzw. Willensstärke zu demonstrieren und zu beweisen, dass Sie der „Herr in Ihrem *neuen* Haus" sind und dass auch nur Sie allein bestimmen, was wann wo gemacht wird. Sie haben sich jetzt dafür entschieden, diese neue Richtung einzuschlagen, einen neuen Weg zu gehen. Dieser neue Weg wird Ihnen helfen, er wird Sie weiterbringen und nichts und niemand wird Sie von diesem Weg abbringen können!
Für die Unterstützung Ihrer täglichen Meditation(en) möchte ich Ihnen, wie bereits ausführlich beschrieben, meine Meditations-Musik ans Herz legen, die anfangs wirklich eine praktische Hilfe für Sie darstellt.

Es bietet sich an, mit 10 Minuten täglich zu beginnen und nach gutem Vorankommen entsprechend, etwa nach 14 Tagen oder 1 Monat, dieses Pensum auf 20 Minuten auszudehnen usw. - bis irgendwann 30 Minuten erreicht werden. Die Krönung ist vollzogen, wenn Sie es geschafft haben, sich zweimal am Tag 30 Minuten zu gönnen, nämlich jeweils morgens und abends. Hiernach versuchen Sie es dann ohne Musik, also ohne irgendwelche Hilfsmittel und setzen sich vollkommen der Stille aus!

Ob dies gelingt, hängt ausschließlich von *Ihrer* eigenen Entscheidung ab. Die Zeit ist vorhanden, was auch immer geschehen mag. Wie gesagt, die verschiedensten Sachzwänge werden es zu Anfang höchst einfallsreich zu verhindern versuchen, Ihnen diese tägliche „Kur" zukommen zu lassen - aber bleiben Sie nur standhaft genug, dann werden die Attacken gegen Sie nachlassen und Sie werden irgendwann die nötige Ruhe finden.
Jedoch auch hier wird es vorkommen, dass sich Rückschritte und Zweifel einstellen, die Sie in kleine Krisen geraten lassen können. Sie werden nach anfänglichen Erfolgen Zweifel hegen, ob die Meditation etwas bewirkt und für Sie überhaupt das Richtige ist. Jetzt ist es besonders wichtig, am Ball zu bleiben und beharrlich den begonnenen Weg fortzusetzen.

Haben Sie sich einmal darauf eingestellt, regelmäßig zu meditieren und sich auch gegen alle oben beschriebenen Hindernisse durchsetzen können, so werden Sie bald eine nicht mehr zu übersehende Veränderung bei sich selbst feststellen. Während Sie anfangs lediglich Ihre Übungen verrichtet haben, die Ihre Aufmerksamkeit größtenteils auf Haltung, Technik, Atem etc. lenkte, werden Sie eventuell schon nach wenigen

Wochen bemerken, dass Sie nicht nur eine Technik ausgeübt haben, sondern sich in Ihnen ein Prozess zu entwickeln beginnt. Ein Prozess, der seine eigene Dynamik entfaltet, denn hier beginnt die Meditation ihre Wirkung zu zeigen.

Ist dieser Punkt erreicht ist es ratsam, sich noch einmal bewusst zu machen, worum es bei der Meditation wirklich geht. Sie sollte nicht als Selbstzweck verstanden werden; Sie dient vielmehr der Weiterentwicklung des Einzelnen sowie des Ganzen und kann von daher auch niemals losgelöst, sondern immer nur als **Übung zur Übung** angesehen werden. Die eigentliche Übung ist der „Ernstfall", das Leben selbst - unser Leben, viele, viele Prüfungen beinhaltend, die wir zu bestehen bemüht sein sollten.

Alle Seelen zusammen sowie alles Existierende bildet eine Einheit, die wir - ohne allzu tief in Gebiete der Theologie und Philosophie abdriften zu wollen - mit dem Begriff *Gott* benennen können. Von daher ist die Ableitung wir wären göttlich, gar nicht mal verkehrt und zunächst auch noch nicht anmaßend, denn der uns alle verbindende göttliche Funke wurde jedem Einzelnen eingegeben - auch dem scheinbar grausamsten Verbrecher.
Anders verhält es sich jedoch, wenn wir behaupteten Gott zu sein, was heute in einigen Zweigen der Esoterik üblich geworden ist und sich, wie ich finde, höchst unangemessen darstellt. Auch wenn wir Anteile von Gott in uns haben, die uns gewissermaßen göttlich machen, so sind wir damit noch lange nicht Gott! Selbst wenn wir alle vorhandenen Seelen auf die Erdenreise schickten, so bliebe immer noch ein eigen-ständiger

(Rest-) Anteil übrig, der das Göttliche, den Kern, die Ursubstanz - **Gott** verkörpert.

Alle Seelen zusammen plus dieser „Ursubstanz Gott" bilden ebenfalls wieder das Ganze, nämlich Gott! Durch diesen Ursprung miteinander verbunden, lässt sich das morphogenetische Feld, also die bestehende Vernetzung aller Wesen miteinander und ebenso jedes Einzelnen mit Gott, leichter verstehen.

Damit wir das Paradies, den Urzustand, sprich die Einheit mit Gott, auch noch in der Ewigkeit zu schätzen wissen, musste jede einzelne Seele diesen absoluten Zustand, die Verschmelzung mit Gott, für einige Zig-Millionen Jahre oder mehr - also glücklicherweise nur „ganz kurz" – verlassen und inkarnieren.

Um alle nur denkbar möglichen Erfahrungen machen zu können und alle möglichen Zustande auch „erfühlen" zu können, hat Gott sich für uns die Materie „gedacht" (Sie erinnern sich noch an den Begriff „geronnener Geist"), und damit eine Spielwiese bzw. eine Spiel*schule* für die Seelen geschaffen.

Zwangsläufig müssen die Seelen bei diesem Spiel in Kauf nehmen, während der, wie oben schon angeklungen, relativ kurzen Erdenphase, in jeder Hinsicht erheblich begrenzt zu sein und sozusagen in ein eng geschnürtes Korsett, das unseren menschlichen Körper darstellt, verfrachtet zu werden.

Unser Körper hat jedoch andererseits die Aufgabe, die Wirksamkeit unserer eigenen Handlungen widerzuspiegeln und deutlich zu machen, welche Verletzungen die von uns begangenen Taten und im „Plan" vorgesehenen Erlebnisse, sowohl körperlich als auch seelisch, nach dem Ursache/Wirkungs-Prinzip hervorrufen können.

Dieses Prinzip von Ursache und Wirkung nennen wir Karma, was nichts weiter als *Handlung* bedeutet und darüber Aufschluss gibt, welche Altlasten wir in unserer vorigen, oder vorvorigen Inkarnation hinterlassen haben. Zeitweise auftretende „Schwierigkeiten" in unserem jetzigen Leben wollen lediglich aufzeigen, welche Lektionen wir in unseren vorigen Erdenrunden zu lernen versäumt haben.

So bekommen wir diese Versäumnisse, und auch noch die im Lehrplan stehenden Lektionen, vielleicht *nun* in unserem jetzigen Leben präsentiert und brauchen uns nicht weiter darüber zu wundern, wenn es bei uns sozusagen manchmal hakt. Sollten wir in diesem Zusammenhang geneigt sein, an Schicksalsschläge und über uns hereinbrechende Ungerechtigkeiten zu denken, so können wir getrost zur Kenntnis nehmen, dass lediglich vielleicht ein paar offene „Rechnungen" zum Ausgleich gebracht werden müssen - sonst nichts!

Alles muss in die Waage (Bilanz) kommen.

Die Bilanz der erreichten und nicht erreichten Lernziele unseres jetzigen Lebens schafft wiederum die Basis für unsere nächsten Leben und sorgt dafür, dass jeder irgendwann einmal alles gelernt und sämtliche Gefühlszustände erlebt haben wird, die es zu durchleben gibt.

Da wir uns alle auf dem gleichen Weg befinden - uns nur durch die augenblicklichen Stand- bzw. Entwicklungspunkte unterscheiden, wird schnell klar, dass unser Schöpfer hier nicht gewürfelt, sondern eindeutig für Gerechtigkeit gesorgt hat! Jeder muss für die Konsequenzen seiner Handlungen geradestehen.

Wenn auch nicht immer sofort in dem jeweiligen Leben, so doch irgendwann später - auf jeden Fall wird es zum Ausgleich kommen. Zu welchem Zeitpunkt die

Karmagerechtigkeit den nötigen Ausgleich von einem Menschen einfordert, richtet sich nach seinem jeweiligen Entwicklungsstand, nach seinem Bewusstsein und seiner Frequenz bzw. seiner Schwingung. Ist er noch eher materiell verwoben, schwingt er also langsamer, auf einer niedrigeren Frequenz, so werden Konsequenzen aus seinen Handlungen auch erst langsamer sichtbar. Manchmal braucht es hierfür sogar mehrere Inkarnationen. Umgekehrt gilt: Wurde eine höhere, feinere Schwingung erreicht, kann man sich nicht mehr allzu viel Unfug erlauben, die Antworten des Lebens folgen sozusagen auf dem Fuß.

Mensch und Schicksal

Ehe ich in dieses Erdenleben trat,
ward mir gezeigt, wie ich es leben würde:
Da war die Kümmernis, da war der Gram,
da war das Elend und die Lebensbürde;

da war das Laster, das mich packen sollte,
da war der Irrtum, der gefangen nahm.
Da war der schnelle Zorn, in dem ich grollte;
da waren Hass und Hochmut, Stolz und Scham.
Doch sah ich auch die Freuden jener Tage,
die voller Licht und schöner Träume sind,
wo Klage nicht mehr ist und nicht mehr Plage
und überall der Quell der Gaben rinnt;

wo Liebe dem, der noch im Stoff gebunden,
wo Seligkeit des Losgelöstseins schenkt,
wo sich der Mensch, der Menschenpein entwunden,
als Auserwählter hoher Geister denkt...

Mir ward gezeigt das Schlechte und das Gute,
mir ward gezeigt die Fülle meiner Mängel;
mir ward gezeigt die Wunde, draus ich blute,
mir ward gezeigt die Helfertat der Engel...

Und als ich so mein künftig Leben schaute,
da hört ein Wesen ich die Frage tun,
ob ich wohl dieses Leben mich getraute,
denn der Entscheidung Stunde schlüge nun...

Und ich ermaß noch einmal alles Schlimme...
„Dies ist das Leben, das ich will",
gab ich zur Antwort mit entschlossener Stimme
und nahm auf mich mein neues Schicksal still...

So ward geboren ich in diese Welt,
so war's, als ich ins neue Leben trat.
Ich klagte nicht, wenn's oft mir nicht gefällt,
denn ungeboren hab' ich es ja bejaht!

Verfasser unbekannt

Haben wir die vielfältigen Möglichkeiten des irdischen Lebens durchlebt und alle Lektionen fleißig gelernt, dann sind weitere Inkarnationen hier auf diesem Planeten nicht mehr nötig und es wird in anderen Gefilden, in Seelenfamilien und Seelengruppen auf einer höheren Ebene, einer höheren Frequenz, in einem nicht mehr materiellen Bereich weitergehen ...

In dieser Form mag sich der Weg darstellen, der es uns ermöglicht, zu einem vollkommenen Wesen zu reifen und uns geläutert, aus einer tiefen Einsicht heraus wieder zu Gott hin zu entwickeln und mit ihm und allen anderen Seelen zusammen im Urmeer der Ewigkeit und der Liebe verschmelzen.

So führt uns der Weg vom Licht zum Licht!

Vor diesem Hintergrund fällt es leichter, unseren Handlungen im jetzigen Leben besonderes Augenmerk zukommen zu lassen, denn wir wissen jetzt, dass alles wieder zum Ausgleich geführt werden muss, und wir mit sämtlichen negativen, wie natürlich auch positiven Handlungen bereits wieder den Grundstein für die vor uns liegenden Leben legen.

Die Meditation hilft, uns mit Bedacht auf die an uns gestellten Anforderungen einzuschwingen und um tagtäglich verantwortungsbewusst vorgehen zu können.
Wenn wir von einer Übung zur Übung sprechen wird deutlich, dass Meditation nicht losgelöst zu sehen sein kann - ja, dass unser ganzes Leben im Grunde eine einzige Meditation darstellt, in der wir in allen Lebenslagen das Erlangen von Achtsamkeit und Bewusstheit anzustreben lernen.

Es bietet sich ständig die Gelegenheit einer Übung, jeder Kleinigkeit achtsam zu begegnen und immer ganz und gar im Hier und Jetzt präsent zu sein. Viele Male am Tag treten wir mit anderen Menschen in Kontakt. Diese vielen, scheinbar unwichtigen Situationen gestalten sich als die entscheidenden Übungen und nicht etwa der große offizielle „Auftritt". Nein, nur im Kleinen können sich unsere gelernten Übungen auch als alltagstauglich erweisen.

*Der Gütige lässt die Art,
wie er einen geliebten Menschen behandelt,
auch den Ungeliebten zuteil werden.*

Mengzi

Vor vielen Jahren habe ich mich einmal mit dem Taxifahren verdingt. Hätte ich es nicht selbst erlebt, würde ich es nicht glauben, wie sich einige Menschen verhalten können, wenn sie meinten, anonym im Taxi zu sitzen und sich damit außerhalb jeglicher Kontrollinstanz zu bewegen. Besonders Prominente, mit denen ich auf diese Weise Bekanntschaft machte, haben mich durch ihr Verhalten zuweilen nicht schlecht staunen lassen. So musste ich einen im Fernsehen immer freundlich und seriös dreinschauenden Mediziner im Taxi als jemanden erleben, der weder in der Lage war, ein *Guten Tag*, noch *Auf Wiedersehen* von sich zu geben und sich entschieden sträubte, während unserer gemeinsamen Fahrt auch nur einen einzigen Ton verlauten zu lassen. Lediglich sein Fahrziel quetschte er mit einem knappen *Flughafen!* aus sich heraus.
Ähnlich erlebte ich einen heute noch immer im Fernsehen herumkaspernden Komiker, dem die Kinderstube ebenfalls versäumt hat, die selbstverständliche Grußformel *Guten Tag* mit auf den Weg zu geben und der nach Ende einer wortlosen Taxifahrt nur zischte: *Quittung!,* womit er offenbar um das Ausstellen einer solchen bitten wollte. Erwartungsgemäß wurde das Aushändigen der „gewünschten" Quittung nicht etwa mit einem *Danke* belohnt, sondern er zog nur wortlos und mit eiserner und bitterböser Mine von dannen.

Solche Erlebnisse können schon frustrieren. Besonders dann, wenn eine entgegen gesetzte Erwartungshaltung im Spiel ist. Aber zum Glück gab es auch viele positive, überaus erfreuliche Begegnungen mit Prominenten, von denen ich solch' eine erlebte Freundlichkeit und Verbindlichkeit gar nicht erwartet hätte.

Es zeichnet also die eigentliche Meditation aus, es anzustreben, im Alltag diesen kleinen und scheinbar unbedeutenden Situationen unsere ganze Aufmerksamkeit und Achtsamkeit entgegenzubringen - und auch nur hierin liegt die Motivation für unsere Meditation begründet. Die alltäglichen Situationen bestimmen die Qualität unseres Zusammenlebens und bilden somit unsere Lebensgrundlage. Von dieser Qualität hängt es schließlich ab, ob wir uns einander rücksichtsvoll, tolerant und gütig zuwenden, oder ob wir uns die Schädel einschlagen und uns bekriegen.

Liebe ist das einzige, das wächst,
indem wir es verschwenden.

Ricarda Huch

Wollen wir uns in diesem Sinne positiv weiterentwickeln, dann würde es niemandem etwas nützen, sollten wir uns zurückziehen, uns von der Welt abwenden oder gar ins Kloster gehen. Es sei denn, es steht in dieser Form im Plan und es ist für uns so vorgesehen.
Doch ansonsten lässt sich Meditation nur beim täglichen Miteinander und mitten im Alltag mit Leben erfüllen. Zweifelsfrei kann ein zeitlich begrenzter Aufenthalt in einem Kloster eine willkommene Gelegenheit sein, sich selbst zu finden, sich zu

sammeln, um dann wieder gestärkt und motiviert die Praxis zu leben.

Angesprochene Achtsamkeit anderen Menschen entgegenzubringen beinhaltet natürlich eine ebenso achtsame Zuwendung sich selbst gegenüber. Es dürfte einleuchten, dass dies für alle Bereiche Gültigkeit besitzen sollte, wollten wir authentisch sein. So ließe sich eine ausschweifende, von Alkohol, Nikotin und anderen Giften bestimmte Lebensweise kaum mit der Meditation in Einklang bringen.

Anzustreben ist es, unser Handeln mit einer erfüllten Bewusstheit zu gestalten, die von unserer ganzen Person geprägt ist. Sprechen wir mit einem anderen Menschen, so sollten wir unsere ganze Aufmerksamkeit auf das Sprechen mit diesem Menschen richten. Das gilt besonders beim Telefonieren, bei dem es sich scheinbar anbietet, alle möglichen Arbeiten nebenbei zu verrichten, um vom Abwaschen bis hin zur Maniküre keinen Leerlauf entstehen zu lassen.

Dies sind allesamt schlechte Angewohnheiten, die einem bewussten, achtsamen Handeln entgegenstehen, und die wir uns wieder abgewöhnen sollten. Ich selbst kann mich hier leider nicht ausnehmen; Auch ich habe ständig dagegen anzukämpfen, solcherlei Versuchungen nicht zu erliegen.

Wenn wir sprechen, dann sollten wir darauf abzielen, voll und ganz zu *sprechen* - praktisch eins zu werden mit dem Sprechen. Essen wir, dann sollten wir uns bemühen, ausschließlich und mit Bedacht zu essen - mit all' unseren Sinnen und unserer ganzen Aufmerksamkeit! Nicht, weil wir uns sonst verschlucken könnten, das könnte natürlich auch passieren. Nein, weil sich unser ganzer Körper mit allen Organen und mit jeder Zelle auf *Essen* einstellt und nur so die ihm zugeführte Nahrung optimal verwerten kann. Beim Fernsehen, während eines Horrorfilms, gestaltet sich die gewünschte optimale Verwertung schon schwieriger und auch das Zeitunglesen, selbst eines noch so guten Blattes, kann uns während des Essens nur schaden.

Wobei wir beim Thema Ernährung angelangt wären. Bisher haben wir uns damit beschäftigt, was wir uns im geistigen Bereich zuführen und hierbei ausgiebig von der Meditation gesprochen. Von gleichwertiger Bedeutung ist die Frage, was wir uns im materiellen Bereich, also hauptsächlich durch unsere Nahrung, zuführen.
Ganz kurz nur möchte ich das Thema Nikotin erwähnen, das wir ja beim Rauchen unserem Körper zuführen. Ich glaube, dass es sich erübrigt, die Unvereinbarkeit des Rauchens mit der Meditation ausführlich zu beleuchten. Es bedarf keiner besonderen Formulierungskünste, den krassen Gegensatz dieser beiden Begriffe sichtbar werden zu lassen. Auf jeden Fall ergibt es einen Widerspruch, eine Weiterentwicklung im geistigen Bereich anzustreben und sich auf der anderen Seite durch das konzentrierte Hineinziehen von Giften zu verunreinigen - und damit sich wieder grob zu halten.
Hierdurch wird zwangsläufig das Erreichen einer feineren Schwingung blockiert. Doch nicht nur das - schlimmer noch; Ich habe immer wieder beobachten können, dass die Diskrepanz zwischen einer, durch das Erlangen einer feineren Schwingung einerseits und das durch Giftekonsum andererseits erzwungene Grobhalten der Schwingung zu einer Katastrophe führen kann - dass es einen förmlich zerreißt!

Ein sehr trauriges Beispiel hierfür lieferte das von mir sehr verehrte Mitglied der Beatles - George Harrison.
Er war derjenige, der die anderen Beatles und ebenso einen großen Teil der Jugend in der Welt an die Spiritualität herangeführt hat. Durch sein großes Interesse an der indischen Kultur war er damals der erste Rockmusiker, den neben der indischen Musik die Meditation begeistert hat, und der auch bis zuletzt dabei geblieben ist.
Gleichzeitig war er jedoch Kettenraucher, und das leider eben auch fast bis zuletzt. Während sich die meisten anderen, wie auch seine Beatles-Kollegen und unter anderem auch ich, rechtzeitig von dieser Dummheit lösen konnten, qualmte er fast bis zu seinem Ende, was mir persönlich immer absolut unverständlich war. Leider hatte ich nie die Gelegenheit, ihn diesbezüglich selbst zu befragen.
Keinesfalls kann ich hier wissenschaftliche Beweise anführen, aber ich persönlich bin mir fast sicher, dass sein früher Tod auf die Kollision dieser beiden gegensätzlichen Schwingungsebenen zurückzuführen ist. Ähnliches habe ich in anderen Fällen u.a. bei Reiki auch schon häufiger erleben müssen.
Ich behaupte also: Hätte der liebe George im Gleichklang mit seiner spirituellen Entwicklung dem Nikotin abgeschworen, würde er vielleicht noch leben – vorausgesetzt es würde auch entsprechend in seinem Inkarnationsplan gestanden haben!
Ebenfalls gehe ich davon aus, dies jedoch lediglich hypothetisch, er noch leben könne, wenn er es umgekehrt unterlassen hätte, sich als unverbesserlicher Kettenraucher den spirituellen Dingen zuzuwenden und somit in allen Bereichen „grob", aber einheitlich und gleichförmig geblieben wäre!

Auch hier ist natürlich ebenfalls der „Plan" Voraussetzung.

Letzteres sollte nun bitte nicht als Plädoyer für eine Abkehr von der Spiritualität missverstanden werden. Unser aller Weg führt uns unweigerlich in die Spiritualität - den einen früher, den anderen später. Es geht hier nur um die Stimmigkeit, den Gleichklang, also um die Ganzheitlichkeit. Oder mit anderen Worten ausgedrückt:

Wer A sagt, muss auch B sagen!

Beginnt man, sich auf den Weg zu machen, dann gibt es einfach kein Zurück.
Öffnet sich uns der spirituelle Weg und beginnen wir beispielsweise mit der Meditation, so ist damit auch die Entwicklung unserer geistigen Haltung verbunden. Ebenso, wie wir die Technik unserer Meditationsübungen ständig überprüfen müssen, so ist eine Kontrolle unserer geistigen Haltung geboten.
Wie bereits Rudolf Steiner sagte, kann unser Weiterkommen nur ganzheitlich und mit der Weiterentwicklung des Charakters einhergehen.
Dazu ist es notwendig, eine gehörige Portion Selbstdisziplin zu entwickeln - dies gehört nun einmal dazu und wird uns auch abverlangt. Nur so lassen sich schlechte Gewohnheiten und Süchte überwinden. Unsere Meditation, unsere Übung regelmäßig durchzuführen und nicht dem ersten Ablenkungsversuch zu erliegen, erfordert von uns ebenfalls Disziplin und diese wird sich schließlich als unser wertvollstes Kapital erweisen können.

Unsere Weiterentwicklung bedingt die Erfüllung dieser Aspekte, zu denen es sicherlich gehört, auch ein Mitgefühl für andere Wesen zu entwickeln. Diese anderen, ebenfalls von unserem Schöpfer geschaffenen Wesen bestehen bekanntlich nicht nur aus uns Menschen, sondern es gehören auch die Tiere hierzu. Sie hat uns der Schöpfer anvertraut - er hat sie in unsere Obhut gegeben!
Und was machen immer noch die meisten Menschen mit den ihnen anvertrauten Tieren? - Sie essen sie auf!
Kann man denn so mit Dingen umgehen, die einem anvertraut worden sind? Eigentlich doch nicht, oder?!
Erschwerend kommt hinzu, dass es sich hier nicht um Dinge, sondern um Lebewesen handelt. Was sollen wir unserem Schöpfer sagen, wenn er sich nach dem Verbleib seiner Tiere erkundigt - er uns zur Rechenschaft zieht?

Zum Glück ist unser Schöpfer ja kein „Unmensch", und da er sehr geduldig ist, versucht er auf seine Art, uns die Meinung zu sagen. Nun dürfen wir jedoch nicht viel länger die Unhöflichkeit besitzen, unsere Ohren zuzuhalten, wenn er zu uns spricht. Dann wird er sicherlich lauter werden müssen, denn er will und muss uns ja erreichen! Schon in unserem Interesse muss er das, denn es geht ja um *unser* Vorankommen. Eine seiner vielen Mitteilungen lauteten: *BSE!* - und sie klingen alle noch nach, ich habe sie ständig im Ohr. Ebenso *Maul- und Klauenseuche! Schweinegrippe* usw. usw....

Er versucht also ganz gezielt uns darauf hinzuweisen, dass es so nicht gedacht war und auch so nicht sein kann.

Besonders eindrucksvoll und überzeugend hat diesen „Tatbestand" der Schweizer Autor und Verleger Ronald Zürrer in seinem Buch „Reinkarnation" beschrieben, den ich mit freundlicher Genehmigung des „Govinda-Verlages" zitiere:

Wenn die Menschen kollektiv sicherstellen, dass die Schöpfungsgesetze eingehalten werden, profitiert die gesamte Gesellschaft. Wenn jedoch eine Gesellschaft ungöttliche, ungerechte und gewalttätige Handlungen fördert oder zulässt, wird sie unter den entsprechenden kollektiven Karma-Reaktionen zu leiden haben, was sich beispielsweise durch Kriege, Naturkatastrophen, Seuchen oder Epidemien äußern kann.

Mit anderen Worten: Die Würstchenbude oder der Schlachthof um die Ecke haben weit mehr mit der Bedrohung der Menschheit zu tun, als alle Raketen und Atomwaffen der Welt, die ja nicht *Ursache* der Zerstörung sind, sondern höchstens das *Medium*, durch das sich die Zerstörung manifestiert. Die Ursache hingegen liegt in den Verstößen des Menschen gegen die für ihn geltenden Naturgesetze.

Der russische Schriftsteller, Sozialkritiker und überzeugte Vegetarier *Leo Tolstoi* (1828–1910) hielt diesen traurigen Sachverhalt einst mit der folgenden treffenden Bemerkung fest:

Solange es Schlachthäuser gibt,

wird es auch Schlachtfelder geben.

Einige Neunmalkluge und Schriftkundige mögen dagegen anwettern, es stünde geschrieben, der Mensch solle sich die „Tiere untertan" machen, was zu einer Rechtfertigung dieser barbarischen Unsitte verleiten soll. Ich gehe davon aus, dass auch hier wieder infolge der Problematik, solcherlei Texte klar zu übersetzen, „Ungeschicklichkeiten", um es gelinde auszudrücken, im Spiel waren.

Doch selbst wenn wir es so stehen lassen würden, ließe sich diese Formulierung für mich nur in dem Sinne verstehen, wie auch der Mann sich Weib und Kind untertan machen soll. Es geht hier ausschließlich um die Festlegung einer Hierarchie, einer Ordnung.

Genauso wenig ließe es sich schlussfolgern, der Mann solle nun sein Weib und seine Kinder aufessen, nachdem er sie sich untertan gemacht hat. Er hat vielmehr eine Beschützerfunktion für Frau und Kinder einzunehmen! Gleichermaßen bezieht sich diese Rolle auf die Tiere. Dem Menschen ist die Aufgabe zugedacht worden, die Tiere zu beschützen, für sie zu sorgen und mit ihnen in Harmonie und Frieden zu leben.

Stattdessen macht er das nahezu Abwegigste - er isst sie auf! Dafür hat Gott uns nicht das Feuer finden lassen, nachdem wir uns bereits viele Zig-Millionen Jahre artgerecht ernährt hatten. Er hätte überhaupt vieles ganz anders gemacht, wenn er gewollt hätte, dass sich die Menschen vom Fleisch der Tiere ernähren:

Er hätte den Menschen einen anderen, viel kürzeren Darm verpasst, um so das Fleisch schneller verdauen zu können. Dann müsste es auch nicht so lange im Körper verweilen, bräuchte keine krank machenden Ablagerungen zu hinterlassen, um ihn damit zu vergiften. Wir müssten uns auch nicht vor Ekel krümmen, würden wir einmal an seinem Stuhlgang schnuppern. Tagelang beherbergtes Aas erzeugt durch dessen Verwesung natürlicherweise einen bestialischen Gestank und auch der durch die Porenausscheidung zu vernehmende allgemeine Körpergeruch lässt sich, besonders beim Schwitzen, nur noch mit einem sehr guten Deo kurzzeitig übertünchen.

Oder wollte Gott etwa, dass wir alle stinken? Ich kann es mir eigentlich nicht vorstellen und bei einer artgerechten, nämlich der vegetarischen Ernährung, stinkt er auch nicht - weder sein Körper noch sein Stuhlgang! Er kann nur dann stinken, wenn er verfault und vergiftet ist - sonst nicht.
Jedenfalls wären wir von unserem Schöpfer anders ausgestattet worden, hätte er uns als Aasfresser gewollt. Er hätte uns mit einem passenden Gebiss versehen und manch' andere Organe wären ebenfalls anders ausgefallen.
Ich will darauf verzichten, hier sämtliche anatomischen Details aufzulisten, die zu einer Überzeugung führen müssten. Sollte Interesse hieran bestehen, wäre dies in meinem Buch *Vegetarier braucht die Welt!* nachzulesen.

Was ist Fleisch? *Nur Gift enthaltendes Eiweiß und Spuren von wenigen degenerierten Bestandteilen*, wie Prof. Dr. Helmut Wandmaker in der von ihm herausgegebenen Zeitschrift „Wandmaker-Aktuell", Ausgabe bereits im Juni 2002 formuliert hat.

Nur, was eigentlich noch viel wichtiger ist: Hätte unser Schöpfer es gewollt, dass wir das Fleisch von toten Tieren essen, dann wäre er ganz entscheidend anders vorgegangen:

Er hätte die Tiere anders konzipiert! Ihnen nicht diese Empfindungsfähigkeit gegeben, ihnen in manchen Bereichen nicht noch mehr Sensibilität als uns Menschen verpasst. Er hätte sie nicht dazu befähigt, Familien, wie wir auch, gründen zu wollen, Glück und Angst empfinden zu können. Aufgrund ihrer sensiblen Wahrnehmungsfähigkeit kann ihnen natürlich nicht die Schlachtvorbereitungsphase verborgen bleiben, was zur Bildung der besonders giftigen Angst- und Stresshormone führt, die sich schließlich im Fleisch manifestieren.
Dies alles essen wir ja mit, angereichert mit Pharmazeutika, die einen wesentlichen Ernährungsanteil während ihrer unwürdigen Aufzuchtszeit ausmachen.
Nein, es wäre von unserem Schöpfer alles anders gestaltet worden. Er hätte den Tieren keine Empfindungen und auch keine Seele gegeben, er hätte ihr Fleisch für uns genießbar gemacht und er hätte sie **an Bäumen wachsen lassen**!
Da wir die Gegebenheiten in dieser Form nicht vorfinden, müssen wir davon ausgehen, dass wir auch kein Fleisch essen sollen.
Sind wir um unsere eingangs angesprochene **Weiterentwicklung** bemüht, befindet sich das Fleischessen (ähnlich wie Nikotin und Alkohol) im krassen Widerspruch hierzu.
Nur dass Fleischessen wesentlich schwerer wiegt, denn für meine Nikotinsucht muss kein anderes, außer eventuell mein eigenes, Leben ausgelöscht werden.
Allein der Tötungsvorgang bewirkt den folgenschwersten Eingriff in die Schöpfung und belastet unsere Schwingung sowie unser Karma erheblich.

Diese Konsequenz sollten wir sehr sorgfältig überdenken! Auch wenn wir die Taten nicht selbst begehen,

also die Tiere nicht eigenhändig umbringen, ziehen wir uns doch infolge unserer Mitwisserschaft und durch unser Gutheißen eine erhebliche Portion Mitschuld zu und vergröbern damit unsere Schwingung signifikant.
Meditation kann sich also mit dem Fleischverzehr aus ethischer wie auch aus gesundheitlicher Sicht *nicht* vertragen! Mit einer kleinsten Portion Einsicht dürfte das Thema „Fleisch" jedoch vom Tisch und somit endgültig „gegessen" sein.
Doch auch in anderen Bereichen unserer Gesundheit verhalten wir uns eher wie Primaten und nicht etwa hochintelligenten Wesen gemäß:
Hat unser Körper wieder einmal ein hohes Maß an Vergiftung erreicht, versucht er diesen Zustand in bewundernswerter Weise mittels der ihm eigenen Selbstheilungskräfte zu beheben. Um die infolge falscher, nicht artgerechter Ernährungsweise angesammelten Gifte auszuleiten, bedient er sich eines Jokers, der da heißt „Erkältung". Sollte die Lage bereits ernster sein, dann kann er noch einen zweiten Joker ziehen - und zwar mittels einer „Grippe" einmal so richtig „klar Schiff" zu machen.
Hiermit ist er dann in der Lage, eine einigermaßen gründliche Reinigung durchzuführen. Er würde von diesen Hilfsmitteln keinen Gebrauch machen, sollte er bei uns keine Verunreinigung vorfinden!

Meine damals 3-jährige Tochter, die in ihrem Leben noch nie Fleisch essen musste, hatte bisher, also auch später weder eine Grippe noch Husten oder Schnupfen bekommen, wobei andere Kinder ihres Alters des Öfteren danieder liegen und kränkeln. Selbst in einer Horde von Bazillen und Schniefnasen können ihr diese nichts anhaben. Auch dies ist doch ein besonders wichtiges und anschauliches Beispiel!

Doch was tun wir nun wieder? Anstatt unserem wertvollen Körper bei dem Reinemachen zur Hand zu gehen, behindern wir ihn nun nach allen Kräften und boykottieren die anstrengende Reinigungsaktion, indem wir ihm Tabletten geben oder ihn gegen Grippe impfen. Hierdurch setzen wir ihn außerstande, seine Reinigungs- und Heilungsdienste auszuführen!
Dieses kindhafte Unterfangen entspricht der schildbürgerhaften Maßnahme, bei einem Defekt an unserem Auto die rot leuchtende Kontrollampe herauszudrehen, in der Annahme, der Defekt sei nun behoben!
Im Grunde ist es noch schlimmer: Es verhält sich nämlich eher so, als würden wir glauben, durch das Hineinstecken eines Korkens in unseren Po das manchmal lästige Toiletteaufsuchen umgehen zu können. Die Folgen brauche ich Ihnen nicht zu beschreiben ...
Wir zwingen so also die vorhandenen Giftstoffe, sich überall in unserem Körper einzunisten, da wir sie ja nicht hinausbefördern lassen wollen. Verkalkungen, Verschlackungen, Herz-/Kreislaufbeschwerden, Rheuma, Gicht, Diabetes, Krebs usw. usw. sind die Folgen.

Einige Menschen verfügen über stärkere Akkus, die es ihnen ermöglichen, über einen längeren Zeitraum hinweg vorhandene Spuren zu verschleiern; Bei anderen, mit schwächeren Akkus, werden die Versäumnisse schneller sichtbar. Sich einstellende Beschwerden werden dann immer gern unter, *ach ja, das Alter*, abgetan und wären wirklich nicht nötig, würden wir uns „artgerecht" ernähren.

So wie uns die Tiere anvertraut wurden, ist uns aber auch der gesamte Planet Erde überlassen oder besser gesagt, geliehen worden. Genau mit der gleichen

Auflage verbunden, nämlich sie zu schützen und sie zu pflegen - sie gut zu behandeln!

Und was machen wir auch mit ihr? Wir verschmutzen sie nach allen Regeln der Kunst. Wir beuten sie aus und vergewaltigen sie, wie wir dies mit den Tieren tun. Wir vergiften sie permanent mit Chemikalien, um in noch kürzerer Zeit eine noch größere Ausbeute zu erlangen. Klimakonferenzen, wie jetzt (2013) in Warschau sichtbar wurde, entpuppen sich als Farce und blockieren nun jahrelang ein weiteres Vorankommen.

Wohnt man, wie ich seinerzeit, auf dem Lande, lässt sich eine Konfrontation mit diesem Thema kaum verhindern. Für Auge und Nase ständig präsent, zeigen sich mir die Güllewagen, deren Fahrer - also die Bauern - mit beneidenswerter Naivität wie selbstverständlich im hohen Bogen ihre Gifte über die Felder, über „unsere" Nahrung, versprühen.

Bedenkt man einmal, dass die hieraus entstehenden Produkte für unsere Ernährung bestimmt sein sollen, kann einem nur schlecht werden. Andererseits brauchen wir uns natürlich nicht zu wundern, dass sich unser Bedarf an lebenswichtigen Vitaminen und Mineralien aus dem, durch diese Jauche hervorgebrachten Müll nicht mehr abdecken lässt und wir dies nur noch durch Nahrungsmittelergänzungen erreichen können. Wir werden also systematisch umgebracht - und dies geschieht auch noch ganz und gar legal, nach und nach, in Raten.

Wäre das Ganze nicht so traurig, könnte man es fast als lustig empfinden, dass es bei dieser Geschichte die Verursacher (die Bauern, Politiker und Lobbyisten) unbekümmert in Kauf nehmen, *selbst* hiervon betroffen zu werden.

Wer soll nur so viel Dummheit, Gier und Kaltschnäuzigkeit verstehen?

Auch hierzu sind die Antworten der Natur längst ausgesprochen worden: Verheerende Naturkatastrophen, in Form von Erdbeben und Überschwemmungen sind eigentlich auch für den letzten Ignoranten *(...Katastrophen und Klimaveränderungen gab es zu allen Zeiten...)* nicht mehr zu leugnen.
Klimaveränderungen und Naturkatastrophen sind einfach die Folgen unseres brutalen Beuteverhaltens. Die kürzlich erlebte Jahrhundertflut 2002 und die Wiederholung hiervon 2013 erstickt eine weitere Suche nach den üblichen Gegenargumenten eigentlich sofort schon im Keim!

Alles ist eins und im Einklang miteinander. Es gibt für uns keinen Grund und auch kein Recht, alles beherrschen zu wollen. Eine solche Absicht gibt ein genauso lächerliches Bild ab, wie zwei Ameisen auf dem Rücken eines Elefanten beim Streit darüber, wem von beiden der Elefant nun gehört.
Um das Gejammere abzukürzen, bleibt es mir nur, die Feststellung zu wiederholen: Es gibt für uns nur den einen, den spirituellen Weg und nur die eine Waffe bzw. den einen Schutz:

Die Meditation!

Mit der wir uns mittels der hierdurch geschaffenen Verfeinerung unserer eigenen Schwingung höher entwickeln und durch eine vorbildliche Lebensweise neue nachahmungswürdige Impulse setzen, die sich durch ihre positive Energie flächendeckend über das, die gesamte Menschheit umspannende Netz ausbreiten können.

Gefahren und Bedenken - was wir beachten sollten

Wie alles in unserer Welt, so hat auch die Meditation zwei Seiten. Sie kann in vielfältiger Weise helfen, zu uns selbst zu finden und dabei unsere innere und äußere Gesundung fördern.
Doch, wie ich meine, birgt sie auch Gefahren, die ich auf jeden Fall ansprechen möchte. In einem vorigen Kapitel habe ich bereits einige dieser Risiken genannt, die sich nach meiner Überzeugung ergeben könnten, stellt man sich mit seiner Lebensweise nicht auf die feinere Schwingung der Meditation ein.
Ich habe hierbei schon das Rauchen erwähnt und versucht, die Widersinnigkeit plausibel zu machen, sich hoch dosierte Mengen Gift einzuverleiben. Das gleiche gilt für den Alkohol und für das Fleischessen, wobei letzteres infolge der dadurch entstehenden Tötungsenergien besonders schwer wiegt.
Prinzipiell beeinflusst uns jegliche Art von Konsumschwäche in negativer Weise, wobei sich Cola-Getränke ebenso wie Alkohol durchweg belastend auswirken, ähnlich wie die inzwischen sehr verbreitete Kaufsucht, da es sich hierbei um Suchtenergien schlechthin handelt.

In einem ersten Entwurf dieses Kapitels war ich aufgrund des weitverbreiteten Brauchs noch geneigt, das abendliche Glas Wein, dann und wann getrunken, aus dieser Aufzählung auszuklammern. Doch bereits beim Korrekturlesen war mir klar, dass diese sehr verbreitete (Un-)Sitte eindeutig doch dazu gehört.
Warum? - Diejenigen, die auf ihr abendliches, „gepflegtes" Glas Wein schwören, wiederholen diesen

„Schwur" jeden Tag allabendlich. Mit allergrößter Sicherheit wird aus diesem einen Gläschen immer eine kleine Serie von mindestens 2 bis 3 Gläschen, womit sie sich in gleicher Weise in die Riege der „Alkoholiker" einreihen könnten, wie diejenigen also, die sich regelmäßig ein ähnliches Quantum an Bier o.ä. zuführen. Fast jeder Fernsehfilm lebt uns auch dieses „Ritual" vor!

Warum ist vielen Menschen ihr Glas Wein denn nur so enorm wichtig? Der Geschmack allein kann es doch nicht sein, oder? Ein Glas Traubensaft bewirkt zumindest optisch das gleiche Ergebnis und schmeckt dazu noch bedeutend besser! Es muss also die Sucht sein, die sich nach regelmäßigem Konsum einstellt.
Alkohol vernebelt - Meditation macht klar!

Es wird deutlich, dass sich diese Gegensätze nicht vertragen können. Es verhielte sich ähnlich paradox, zugleich Schlaftabletten und Aufputschmittel einzunehmen.

Ich möchte es noch einmal wiederholen: Energien dieser Art vertragen sich nicht mit den Energien, die durch die Meditation entstehen und können von daher zu Problemen führen.

Auf jeden Fall wäre es besser, nicht zu meditieren, als unter falschen Voraussetzungen oder mit falschen Erwartungen zu meditieren!
Durch zahlreiche Gespräche weiß ich, dass viele Menschen solcherlei Bedenken nicht so gerne hören wollen. Es wird lieber der Standpunkt eingenommen, der heute inzwischen nicht nur in vielen esoterischen Kreisen vertreten wird, und der ja auch so sehr bequem

ist, nämlich alles leicht, locker und tolerant sehen zu wollen; mittels Anwendung von Symbolen möglichst schnell und einfach ans Ziel zu gelangen - sich „ans Ziel zu zaubern".
Geradlinigkeit, Disziplin und Anstrengung werden hingegen als verbissen und dogmatisch abgetan und Ansprüche auf Ehrlichkeit, Ernsthaftigkeit und Authentizität weit von sich gewiesen und manchmal sogar belächelt.

Doch es bleibt dabei: Wir müssen uns alles verdienen! Verdienen in dem Sinne, dass wir uns alles erarbeiten müssen - und dies gilt insbesondere für unsere persönliche Weiterentwicklung. Ohne Anstrengung kann sie nicht erfolgen und ohne Anstrengung bzw. Übung kann es auch keinen Erfolg in der Meditation geben.
Besteht keine Bereitschaft, den Weg zu sich selber zu gehen, sich auf diesem Weg zu finden, sollte meiner Meinung nach auch nicht meditiert werden. Wir dürfen wirklich nicht glauben, per Knopfdruck zur Erleuchtung zu gelangen - auch wenn einige Vertreter aus dem angesprochenen Metier es gerne so hätten. Und diese erhoffte Erleuchtung stellt sich auch dann nicht ein, wenn uns dies noch so interessant gestaltete neue Botschaften und Systeme versprechen wollten.

Am Anfang dieses Buches habe ich eine Art Zustandsbericht unserer augenblicklich bestehenden gesellschaftlichen Verhältnisse aufgezeigt, mit dem Ergebnis, dass die negativen Kräfte zurzeit auf unserem Planeten in nicht geringer Anzahl vertreten sind.
Durch die Polarität bedingt, existieren diese beiden entgegen gesetzten Pole - das Positive und das Negative. Letzteres dient im Grunde dazu, das Positive für uns überhaupt erst sichtbar werden zu lassen.

Und so, wie es sich bei uns auf der Erde im materiellen Bereich abspielt, vollzieht sich das um die Oberhand ringende Kräftespiel auch auf der nicht sichtbaren Ebene, im geistigen Bereich.

Es gehört zu unserer Aufgabe, klar und eindeutig Stellung zu beziehen, auf welcher Seite wir stehen wollen. Das ist für unser Leben, für unseren Lebensweg von allergrößter Wichtigkeit. (Hilf' dir selbst, dann hilft dir Gott!)

Es gibt nur den einen Weg, nämlich den Weg zum Licht - alles andere wären kräfte- und zeitraubende Umwege.

All' unsere Inkarnationen, unsere vielfältigen Probleme und Leiden haben nur den einen Sinn, uns durch die vielen Erfahrungen zum Positiven, zum Licht hin zu führen. Es würde uns vieles erleichtern, definierten wir unseren Standpunkt hierzu ganz klar und eindeutig.

Aber wir können dies tagtäglich durch unser Handeln nachhaltig bekräftigen und durch unsere Meditation unterstreichen.

Nun gibt es jedoch auch Situationen, in denen wir nur wenig oder gar keine Kontrolle mehr über uns bzw. über unser Bewusstsein haben. Eine solche Situation ist beispielsweise die Narkose, in der wir - wie in der Ohnmacht - *ohne* jegliche *Macht* sind. Ein weiteres Beispiel stellt der Alkohol- und/oder auch der Drogenrausch dar.

Im Zustand dieser „Ohnmacht" haben es Geistwesen der anderen, oft negativen Seite recht leicht, sich Zugang zu uns zu verschaffen, sich bei uns einzunisten und sich unserer zu bemächtigen. Dies äußert sich meist durch ein verändertes Verhalten; Es wohnen jetzt praktisch „zwei (oder auch mehrere) Seelen in einer Brust", wie wir schon vor langer Zeit von Goethe hören konnten. Der hatte sich bereits in seinem Meisterwerk, dem „Faust", dieses Themas angenommen.

Liebe Leser, dies ist nun ein äußerst schwieriges Kapitel. Wir überschreiten hiermit eine Schwelle, an der wir uns an keinerlei Beweise der Wissenschaft mehr klammern können. Diese Schwelle spaltet uns in zwei Lager. Je nach Veranlagung (und Plan) distanzieren wir uns von Hypothesen dieser Art, oder sie sind für uns gefühlsmäßig vollkommen klar und selbstverständlich.
Auf alle Fälle bleibt uns nur das Gefühl und letztlich der Glaube, wollten wir hier vorankommen und diese Dinge einzuordnen versuchen. Wir können sie akzeptieren oder ablehnen!

Hätte ich dieses Buch ausschließlich für „esoterische Althasen" schreiben wollen, könnte ich auf sensible Versuche verzichten, mich auf diesem dünnen Eis an Sie heran zu tasten.
Ich wollte es jedoch tunlichst vermeiden, mich ausschließlich dieser Gruppierung zuzuwenden, und schon gar nicht in dem hier üblich gewordenen Stil. Auf dem breit gefächerten Markt der Esoterik ist abgehobene Substanzlosigkeit bereits in schlagender Vielfalt vorhanden und der notwendige Bodenkontakt muss leider oft vergeblich gesucht werden.
Die Entscheidung hätte jedoch auch lauten können, dieses Buch den vorsichtigeren, skeptischen und kritischen Menschen zu widmen. Menschen, die sich hauptsächlich mit Hilfe ihres Verstandes bewegen und sich gern zu den so genannten Realisten zählen. Normalerweise wird es vermieden, Menschen dieser Kategorie mit den von mir aufgezeigten Aspekten in Berührung zu bringen. Es wird vorgezogen, einen - wie

man es auszudrücken pflegt - sachlichen Stil zu verfolgen.

Doch dies würde mir auch nicht so recht schmecken - nicht zuletzt deswegen, weil damit diese Gruppierung auch weiterhin mit ihrem eingefahrenen Denkmuster allein gelassen bliebe. Zudem existieren nüchtern geschriebene Bücher ebenfalls zuhauf. Bücher, die jegliches Gefühl und die uns eingegebene Intuition ausklammern, sich dafür immer nur auf Sachlichkeit berufen. Sie dienen nach meinem Dafürhalten nicht dazu, eine Öffnung und Ausdehnung unseres Bewusstseins zu unterstützen. Denn gerade die Intuition ist uns als besonders wertvolles Instrument aus der geistigen Welt mitgegeben worden. Eben nicht, um ignoriert und verdrängt zu werden, oder sie gar als Schwäche abzutun. Nein, um sie zu kultivieren und uns ihrer zu bedienen. Nämlich dann, wenn wir mit unseren Augen und Ohren, mit unserer Logik nicht mehr weiter kommen.
Bereits in der Epoche des „Sturm und Drang", um 1750, kam man schon zu der Einsicht, dass Gefühle mehr als Vernunft seien!
Erinnern Sie sich noch?

Sie erinnern sich bestimmt auch, dass ich am Anfang des Buches von Schubladen sprach und Ihnen mein Leid über die damit oftmals verbundene Einseitigkeit klagte. Ich erwähnte das Dilemma, ein Großteil meines Lebens entweder in die eine oder in die andere Schublade verfrachtet worden zu sein, mich jedoch niemals irgendwo zu Hause fühlte. Bis ich erkannte, dass jeder Bereich immer nur einen Teilaspekt abdecken kann und eigentlich alle Bereiche zusammengehören bzw. zusammengeführt werden müssten.

Und so möchte ich hiermit in diesem Buch klarstellen, mich weder der einen noch der anderen genannten Seite (der wissenschaftlichen oder nichtwissenschaftlichen Sparte) zuordnen zu wollen.
Ich sehe hier vielmehr die große Chance, endlich einmal - wie es sich gehört - beide Seiten zusammenzuführen und dadurch beiden „Parteien" zu ermöglichen, von der jeweils anderen Seite zu profitieren.
Beide Lager müssten aber auch bereit sein, aufeinander zuzugehen und dürften sich nicht an dem einmal eingenommenen Standpunkt festklammern.
Bewusst habe ich auch eine Form mich auszudrücken gewählt, die für beide Lager akzeptabel sein müsste. Die Zeit des Schubladendeckens sollte in unser aller Interesse endgültig der Vergangenheit angehören und jetzt steht es an, uns zu öffnen und uns nicht mehr länger selbst einzuengen, uns zu begrenzen.
Und von welchem der beiden „Lager" fühlen Sie sich angezogen? Oder wissen Sie es nicht genau?
Um dies herausfinden zu können, hilft uns im Zweifelsfall „nur" der Glaube.

Jedoch ist es bestimmt nicht so, dass der Glaube die schlechtere Alternative darstellen würde. Im Gegenteil, viele von uns haben nur Angst, damit etwas von ihrem scheinbar eigenständigen Denken abzugeben. Im Grunde genommen stellt der Glaube bzw. das „Vertrauen" sogar die kultiviertere Alternative dar, denn Glauben ist wie Wissen auf einer anderen Daseinsebene - und dadurch im hohen Maße zur Spiritualität fähig.

Wie können wir uns in der Meditation schützen?

Hier nun eine ganz einfache Antwort: Durch ein Gebet!

Ein Gebet kann auch hier Wunder wirken. Um beschreiben zu wollen, welche Kraft in einem Gebet vorhanden ist, ließen sich so manche Bücher füllen. Sollte dies jedoch für Sie keine zufriedenstellende Antwort darstellen, da Sie auch hierzu noch nicht den nötigen Zugang gefunden haben, empfehle ich Ihnen, einfach vor Ihrer Meditation Ihre geistige Führung (die ja immer vorhanden ist), Ihr höheres Selbst um Schutz zu bitten. Diese Bitte wird dann schon von der richtigen bzw. zuständigen Stelle „bearbeitet" werden!
Um jedoch die nötigen Voraussetzungen für unseren Schutz bereiten zu können, ist es von Nöten, durch Ehrlichkeit und Aufrichtigkeit die erforderliche Basis aufzubauen, keine Manipulationen der Seele und des Egos zuzulassen und natürlich zu berücksichtigen, dass Meditation keinen Wettkampf und ebenso keinen Volkssport darstellt.
Beherzigen wir diese einfachen und klaren Vorbedingungen und unterlassen das Anwenden absurder Dinge, die kurzsichtig und nur dem Ego dienlich sind, vermeiden wir auch mögliche Angriffsflächen.

Vor und nach einer oben angesprochenen Narkose empfiehlt es sich ebenfalls, in einem Gebet (bei dem im Zweifel wieder unser Höheres Selbst respektvoll angesprochen wird) darum zu bitten, dass sämtliche Energien, die sich durch fremde Kräfte bei Ihnen bzw. einer betroffenen Person angesammelt haben, aufgelöst und in den Kosmos zurückgeschickt werden.

Außerdem möchte ich Ihnen das Anzünden einer Kerze vor Ihrer Meditation empfehlen, Ihre Meditation also von einer Kerze, von einem Licht begleiten zu lassen – wie ich es anfangs schon beschrieben habe.

Wenn Sie die angeführten Hinweise beachten und Ihr Leben in jeder Form auf das Gute hin ausrichten und schon damit allein Ihre Schwingung erhöhen, werden Sie gut versorgt und genügend abgesichert sein.

Ein allerletzter Punkt, auf den ich zum Schluss noch einmal aufmerksam machen möchte:
Wie bereits angesprochen, wird es auch bei Ihnen Momente geben, in denen Sie glauben, mit dem Meditieren nicht so recht weiter zu kommen. Sie werden ein Stagnieren erleben, was bei Ihnen zu Resignation und Zweifel führen wird.

Bitte, bitte, lassen Sie sich jetzt hierdurch nicht entmutigen! Glauben Sie es mir, diese Phasen gehören einfach dazu - bei jedem! Nichts ist dann wichtiger, als gelassen und wieder *ohne* Erwartung dabei zu bleiben und einfach weiter zu machen.
Ist diese Phase überwunden, werden Sie mit Sicherheit für Ihre Beharrlichkeit belohnt werden und bald einen guten Sprung nach vorn machen können. Der nun erlebte Zustand wird Ihnen deutlich zeigen, dass sich die Mühe gelohnt hat. Sie werden dann wissen, wovon ich jetzt spreche.

Keinesfalls sollte jedoch die dann erreichte Hochphase dazu verleiten, auf andere, die nicht meditieren, herab zu schauen. Zu glauben, man wäre etwas Besseres, da man sich mit der Meditation beschäftige, würde alles wieder zunichte machen. Es gibt durchaus Menschen, die unsagbar viel Weisheit in sich tragen, ohne je etwas von Meditation gehört zu haben und diese auch gar nicht nötig haben. Eine angemessene Bescheidenheit kann uns also davor bewahren, in diese Falle hinein zu stolpern.

Es gilt also, einige Schwächen unseres Charakters zu überwinden, bevor sich die volle Blüte unserer Entwicklung zeigen kann.
Wie steht's mit der Erleuchtung?
Können wir sie erfahren?

Ich würde sagen: *Vielleicht - warum nicht?!*
Wenn wir alles in unser Leben integriert haben, unsere Angst überwunden und uns selbst gefunden haben - dann könnte sie sich durchaus einstellen!

Schlussbetrachtung

Nun sind wir fast am Ende (dieses Buches) angelangt und ich hoffe, dass es mir gelungen ist, Sie mit der Meditation vertraut zu machen und diese von dem Dasein eines Phantoms zu befreien.
Es würde mich sehr freuen, Ihnen Prioritäten verdeutlicht zu haben, die nun infolge einer neuen, veränderten Sichtweise den Anspruch erheben, von Ihnen in den Vordergrund gerückt zu werden. Und ich bitte nochmals darauf zu achten, die Übung des Meditierens nicht als Selbstzweck miss zu verstehen; Stattdessen ständig in Erinnerung zu behalten, dass es hierbei nur um eine positive Umsetzung in unserem täglichen Leben geht und alles andere, wie der alte Franz-Josef Strauss es auszudrücken pflegte, lediglich „Trockenski" wäre.
Andererseits ein totales „Abdriften" in spirituelle Gefilde wäre auch nicht Sinne der Sache. Also ist schon ein gesundes, ausgewogenes Mittelmaß notwendig. Wie selbst Jesus schon dafür war, sich auch aktiv einzubringen!

Es hat keinen Sinn, spirituell zu sein,
dass du im Irdischen
zu nichts mehr zu gebrauchen bist.

Vicky Wall

Sollten Sie beim Lesen zeitweise den Eindruck gewonnen haben, dass ich mich zu intensiv mit der Ausbreitung der augenblicklichen Zustände in unserer

Gesellschaft und in der Welt befasst hätte, dann sehen Sie mir dies bitte nach. Es liegt mir fern, mich hier schimpfend betätigt zu haben, aber ich denke, dass es gerade im Zusammenhang mit dem Thema Meditation besonders wichtig ist, sich zunächst einmal unsere jetzige Situation ganz klar zu vergegenwärtigen, um dann überhaupt die Notwendigkeit der Meditation zu erkennen!

Nach meiner Meinung gehört es vordergründig zu der Aufgabe eines solchen Buches, eine überzeugende Motivation herauszuarbeiten und auch mit der nötigen Hintergrundinformation zu verdeutlichen, warum wir uns überhaupt mit Meditation befassen sollten, welchen Sinn Meditation macht und welche Auswirkungen das Meditieren für uns und für andere erkennen lässt. Diese praktische Nutzbarkeit halte ich für entschieden wichtiger, als das abgehobene Dahinschwelgen einer elitären Gruppe zu unterstützen.

Lassen Sie uns bei aller Kritik bitte nicht vergessen, dass sich all' die von mir genannten Personen und Berufsgruppen, die ich im negativen Zusammenhang genannt habe, auf dem gleichen Weg befinden wie wir, sie sich lediglich zur Zeit an einem anderen Punkt eines gemeinsamen Weges aufhalten. Sie *alle* sind ebenso Gottes Geschöpfe, auch wenn einige von ihnen es selbst (noch) nicht wahrhaben wollen. Wir alle haben den gleichen Ursprung - und auch alle das gleiche Ziel. Indem wir die von uns erkannten Kritikpunkte aussprechen helfen wir ihnen bereits - und wir helfen ihnen auch, indem wir an *uns* arbeiten und indem wir meditieren. Hierdurch lassen wir auch sie von unserer Weiterentwicklung partizipieren.

Doch zunächst geht es um *Sie* und darum, dass *Sie* von den Auswirkungen Ihrer täglichen Meditation(en) profitieren werden. Ich bin mir ganz sicher, dass dies eintreten wird und ich kann Ihnen versprechen, dass Sie dann auch vieles in einem neuen Licht vorfinden werden.

Sie werden bei sich eine innere Gelassenheit und mehr Leichtigkeit beobachten können, ohne dabei die nötige Ernsthaftigkeit zu verlieren. Es wird Ihnen auffallen, dass Sie alles gelassener angehen können und diese positive Veränderung auch durch Rückmeldungen aus Ihrer Umgebung bestätigt bekommen. Man wird bei Ihnen eine sympathischere und einnehmendere Ausstrahlung registrieren. So einiges in Ihrem Leben ist nun auf Veränderung eingestellt und es wird sich so gestalten, dass Sie jetzt natürlich auch mit *anderen* Menschen, als bisher zusammentreffen werden. Und hierdurch wird die Qualität Ihrer zwischenmenschlichen Beziehungen ein neues Niveau erreichen.

Doch bitte vergessen Sie es nicht:
Nur durch das kontinuierliche Praktizieren können wir diese Veränderungen herbeiführen und eine innere Unabhängigkeit erreichen.
Auch einmal die kleinen Dinge in unser Blickfeld mit aufzunehmen, gehört ebenfalls zu der Übung, unsere sensitiven Empfänglichkeiten zu verfeinern. Wir schärfen hierdurch unsere Wahrnehmung und gelangen zu einer wachen Haltung.

Dies lässt sich recht leicht trainieren, indem wir beispielsweise draußen in der Natur einmal auf das leiseste Geräusch achten, das kleinste Tierchen zu beobachten versuchen, oder uns ganz bewusst die

Struktur eines Blattes ansehen bzw. uns dort hineinbegeben - uns in das Blatt hineinzudenken versuchen.

Durch das Vorleben einer heiteren und gleichförmigen Gelassenheit werden wir mit der Zeit befähigt, uns aller Begrenzungen zu entledigen.
Wenn wir es geschafft haben, unsere Anhaftung an die Welt zurück zu schrauben und unsere Angst sowie übermäßiges Festhalten an materielle Dinge überwunden haben, vermögen wir alle Blockaden zu lösen.
Wie gesagt, lassen Sie uns dies bitte nicht mit einem „Sichabwenden" oder gar einem „Rückzug ins Kloster" verwechseln. Alles sollte schon bewusst und in der Welt, im Hier und Jetzt geschehen.
Wir wissen, dass Blockaden nur durch Angst entstehen. Da ist die Angst vor Armut, die Angst vor Krankheit, die Angst vor dem Alter und die Angst vor dem Tod.
All' diese Ängste nützen uns überhaupt nichts! Wie gesagt, sie blockieren nur und schaden uns.
Stattdessen wollen wir lernen, Bewusstheit in sämtliche Lebensbereiche einfließen zu lassen und uns auf allen Ebenen achtsam zu bewegen. Und unsere Aktivität beginnt bereits bei unseren Gedanken.
Schon an diesem Punkt wird eine Lawine ins Rollen gebracht, denn unsere Gedanken bedingen unsere Worte, während unsere Worte unsere Taten, unsere Handlungen nach sich ziehen und diese schließlich unser Schicksal bestimmen.

Diese Weisheit haben Sie wahrscheinlich schon gehört bzw. gelesen, doch ihre Aktualität ist ständig gegeben!
Durch diesen Rattenschwanz wird die enorme Wichtigkeit der Gedankenkontrolle sichtbar und unterstreicht die Bedeutung und Notwendigkeit unserer regelmäßigen Meditationen. Es leuchtet ein, die ange-

sprochene Kontrolle unserer Gedanken bereits im Vorfeld vorzunehmen, also bevor aus ihnen ein (evtl. unkontrolliertes) Handeln entstehen kann.
Das Denken wird zum Sein!

Es lässt sich behaupten, dass unser gesamtes Universum durch jeden Gedanken eines jeden Wesens beeinflusst wird. Je intensiver wir unter Berücksichtigung all' dieser Gesetzmäßigkeiten an uns arbeiten, desto klarer erleben wir eine Um- bzw. Neugestaltung unseres Umfeldes. Durch die Resonanzgesetze bedingt, ziehen wir immer nur die Menschen und Situationen an, die uns entsprechen und je erfolgreicher wir *uns* verändern, desto harmonischer wird sich unsere neue Lebenssituation gestalten.

Eine erfolgreiche Umgestaltung steht natürlich in direkter Beziehung zu unserer Lebensweise schlechthin und ist auch hiervon abhängig.
Kriterien wie Ernährung etc. haben wir ja bereits in einem vorigen Kapitel eingehend beleuchtet. Da ist schon so einiges an Veränderung notwendig und es ist ebenso unumgänglich, dass *wir* unsere Triebe unter Kontrolle bringen und uns nicht weiterhin von diesen Trieben kontrollieren lassen, - wollten wir uns nicht als entmündigte Marionetten wiederfinden. Letzteres würde uns unserer Freiheit und Eigenständigkeit berauben und uns im drehenden Hamsterrad gefangen halten.

Bei genauerem Hinsehen könnte es unserer nicht würdig sein, würden wir zum Beispiel glauben, zur Zigarette greifen zu müssen, nur weil es uns gerade in den Fingern kribbelt. Oder wir nach Bier und Wein verlangten, weil es in unserer Kehle kribbelt. Kribbelte es dann etwas tiefer, nämlich im Magen, hätten wir sodann nichts weiter im Kopf, als dem Verlangen nach Essen nachzugeben. Stellte sich dieses Kribbeln noch tiefer ein, meinten wir, möglichst schnell dem Beischlaf frönen zu müssen usw....

Verhaltensweisen, die sich durch die Diktatur unserer Triebe auszeichnen, entsprechen nicht einem aufgerichteten, befreiten Menschen, der seine Mitte und damit zu sich selbst gefunden hat. Aussprüche wie, *ab und zu muss ich noch mal kräftig in ein Stück Fleisch hinein beißen!*, passen nicht mehr ins Bild und sollten dringend unter „meine früheren kannibalischen Tendenzen..." ad acta gelegt werden.

Auch diesmal bitte ich wiederholt darum, nicht falsch verstanden zu werden. Die Konsequenz heißt nicht, sich von allem abzuwenden, sondern nur ganz bewusst und kontrolliert zu handeln. Denn wir alle wissen es: Würden wir diesem Kribbeln, dem Verlangen des Fleisches nachgeben, hätten wir zwar kurz Ruhe, doch die Betonung liegt auf *kurz*, denn nur wenig später meldete es sich erneut - diesmal in verstärkter Form - und schon wieder wären wir damit beschäftigt, unseren Körper zufrieden stellen zu müssen.
Je mehr wir hierauf eingehen, desto mehr steht das Befriedigen unserer körperlichen Bedürfnisse im Vordergrund unseres Lebens, bindet uns an die Materie und hält uns vom eigentlichen Leben ab. Echte Befriedigung lässt sich ohnehin nur auf geistiger Ebene finden.

Sie alle kennen das Märchen vom Fischer und seiner Frau. Ihnen ging es wirtschaftlich sehr schlecht. Sie lebten in großer Armut, waren aber mit sich zufrieden. Durch eine barmherzige Tat wurde dem Mann die Möglichkeit eröffnet, einen Wunsch aussprechen zu

dürfen. Er ging zu seiner Frau, um sich mit ihr zu beratschlagen. Zunächst glaubten sie, durch ein schöneres und größeres Haus dem Himmel ein Stück näher zu kommen. Kaum hatten sie den Wunsch ausgesprochen, *da ward er auch schon erfüllt!*
Mit der Erfüllung dieses ersten Wunsches stellte sich bereits die entscheidende Unzufriedenheit ein. Die Frau ließ den soeben erfüllten Wunsch wieder revidieren und ihren Mann einen anderen, größeren und wertvolleren Wunsch überbringen. Nun wuchs in ihr die Gier und damit die Unzufriedenheit und sie ließ jeden erfüllten Wunsch sofort wieder zurücknehmen, um ihn in einen noch wertvolleren umzutauschen.
Als ihre Gier nach Reichtum und Macht unendliche Dimensionen angenommen hatte, wurde ihnen am Ende, als ihre Gier unverschämt wurde und sie letztendlich „Gott" sein wollte, wieder alles genommen und sie fanden sich in ihrer alten, kleinen und armseligen Hütte wieder.

Übe die Regungslosigkeit,
beschäftige dich mit Untätigkeit,
finde im Verzicht Genuss
und du siehst das Große im Kleinen,
das Viele im Wenigen.

Lao Tse

Wir haben darüber gesprochen, dass unser Körper durch das Meditieren Endorphine bildet, die uns teilweise in Form von Glückshormonen erreichen und zu einer fröhlichen (Grund)- Stimmung in uns beitragen.
Ein fröhliches Gemüt wird im Laufe der Zeit eine wesentliche Basis unseres weiteren Vorankommens

bilden und all' die vielen aufgezählten, durch die Meditation begünstigten, positiven Attribute zu voller Entfaltung bringen können. Wir werden dann irgendwann von uns behaupten können, glücklich zu sein. - Und das im gravierenden Unterschied zu den oben angesprochenen, nur kurzzeitig spürbaren körperlichen und materiellen Befriedigungen.

Haben wir es erreicht, glücklich zu sein, das Glück in uns zu spüren, dann kann uns so leicht nichts mehr passieren und uns aus der Bahn werfen.
Hier wollten wir hinkommen, genau das haben wir von der Meditation erwartet und uns von dem Erlernen dieser „Technik" erhofft. Nun öffnet sich uns eine neue Epoche und wir können die Wahrheit in dem althergebrachten Spruch, dass vielleicht doch jeder seines Glückes eigener Schmied ist, wiederfinden.
Natürlich werden sich bei uns, je nach karmischer Belastung, auch Widerstände zeigen, die uns scheinbar unseren neuen positiven Weg streitig machen wollen. Doch auch hier haben wir die Möglichkeit, durch entsprechende Einsichten und konsequente Korrekturen unseres Verhaltens belastendes Karma aufzulösen und es vielleicht auch zu überwinden. Karma soll keine Strafe und erst recht keine Schikane darstellen, sondern uns lediglich auf unsere Verhaltensweisen aufmerksam machen.
Sind wir im tiefen Herzen zu einer Einsicht gelangt, ist die jeweilige Lernaufgabe erfüllt und es ist möglich, dass sich eine karmische Reaktion erübrigt. Meditation unterstützt unseren Prozess dorthin und verschafft uns ganz einfach einen klareren Blick für die Dinge.

Nach einiger Zeit der Praxis werden wir die Meditation als wahres Geschenk zu schätzen gelernt haben. Jetzt bietet sich uns die Gelegenheit, Dankbarkeit zu zeigen und die empfangenen Geschenke weiterzugeben.

Beginnen wir damit, die gewonnenen Erkenntnisse umzusetzen, ein gutes Beispiel vorzuleben und der Welt fröhlich und glücklich zu begegnen.
Je eher wir dies tun, desto eher tragen wir zu einer Veränderung, einer Verbesserung der Situation in unserem Land und in der Welt bei.

So können wir daran mitwirken, uns aus dem zurzeit noch bestehenden totalen Chaos herauszuführen.
Lassen Sie uns meditieren, damit die Energie unserer Fröhlichkeit und unseres Glücks durch das uns alle verbindende morphogenetische Feld tröpfeln und somit alle anderen Wesen erreichen kann.

Ich wünsche Ihnen und damit auch uns allen für Ihr weiteres Vorankommen viel Erfolg!
Ihr
Rainer Lange

Glück ist erreicht,
wenn das,
was Du denkst,
was Du sagst und
was Du tust
in Harmonie sind.

Mahatma Ghandi

Lebensregeln (Dalai Lama)

1. Denke daran, dass große Liebe und große Ziele große Risiken in sich bergen.

2. Wenn Du verlierst, verliere nicht den Lerneffekt.

3. Folge diesen drei Regeln:
   - Respekt für Dich selbst
   - Respekt für andere und
   - Respekt (Verantwortung) für alle Deine Handlungen.

4. Denke daran, dass etwas, was Du nicht bekommst, manchmal auch eine wunderbare Fügung des Schicksals sein kann.

5. Lerne die Regeln, damit Du weißt, wie Du sie richtig brichst.

6. Lasse nicht zu, dass ein kleiner Konflikt eine große Freundschaft verletzt.

7. Wenn Du merkst, dass Du einen Fehler gemacht hast, unternimm unverzüglich etwas, um ihn zu korrigieren.

8. Verbringe jeden Tag einige Zeit allein mit Dir selbst.

9. Begegne Veränderungen mit offenen Armen, aber verlier dabei nicht Deine Wertmaßstäbe.

10. Denke daran, dass Schweigen manchmal die beste Antwort ist.

11. Lebe ein gutes ehrbares Leben. Wenn Du älter wirst und zurück denkst, wirst Du es ein zweites Mal genießen können.

12. Eine freundliche Atmosphäre in Deinem Haus ist die beste Grundlage für Dein Leben.

13. Wenn Du mit lieben Freunden streitest, beziehe Dich nur auf die aktuelle Situation. Lasse die Vergangenheit ruhen.

14. Teile Dein Wissen, so erlangst Du Unsterblichkeit.

15. Sei freundlich zur Erde.

16. Besuche einmal im Jahr einen Ort, den Du noch nicht kennst.

17. Denke daran, die beste Beziehung ist die, in der die Liebe für den anderen größer ist, als das Verlangen nach dem anderen.

18. Bewerte Deine Erfolge daran, was Du aufgeben musstest, um sie zu erzielen.

19. Widme Dich der Liebe und dem Kochen mit wagemutiger Sorglosigkeit.

(Dalai Lama)

Jeder muss mal entspannen ...
... unsere Musik hilft
Ihnen dabei!

Weitere CD's aus der Entspannungsserie bei:

www.rainer-lange.org

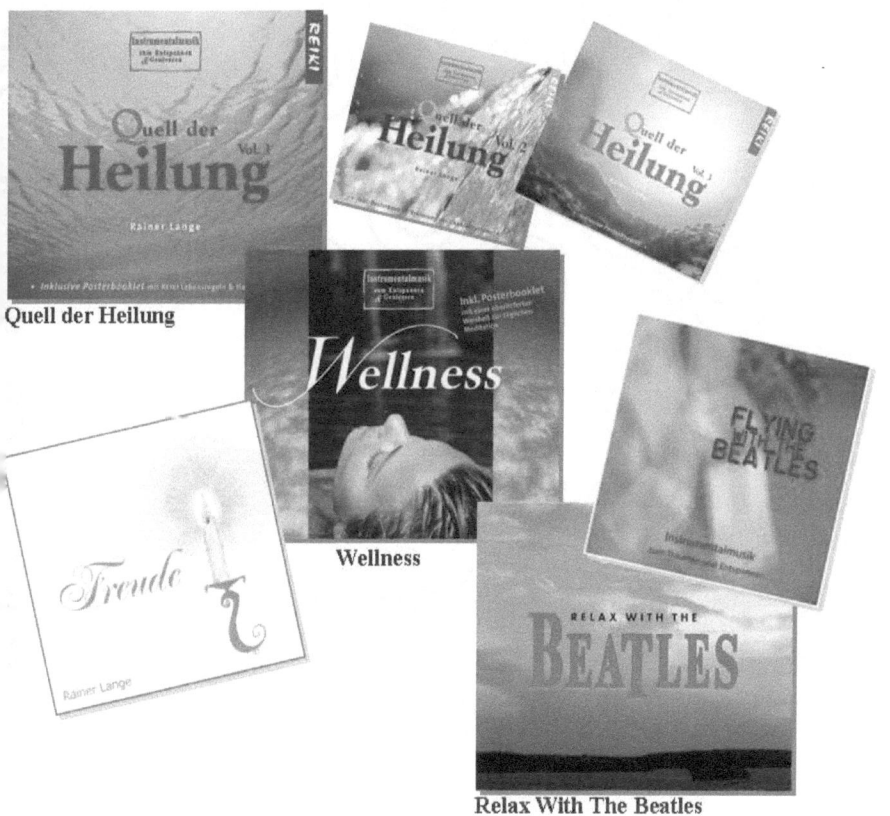

Quell der Heilung

Wellness

Relax With The Beatles

Mein Leben mit GOTT
Der Sinn vom Leben und vom Sterben
Vom Diesseits und vom Jenseits
Neuerscheinung - Taschenbuch und e-book

Über Jahrzehnte habe ich nach Antworten gesucht! Warum leben wir? Was ist der Sinn? Was bedeutet Tod, Seele, Jenseits? Der Blick fiel nach kurzer Zeit ebenso wie auf Jesus auf den Glauben schlechthin. Intuitiv fühlte ich jedoch recht schnell, dass die Kirche und auch die Bibel eigentlich nicht allzu viel mit meiner Art zu glauben, zu tun haben konnten. Außerdem interessierte mich das gesamte Drumherum!

Schnell kamen in diesem Zusammenhang auch Themen wie *Reinkarnation*, *Karma* und *Freier Wille* oder *Vorherbestimmung* auf mich zu, mit denen ich mich intensiv beschäftigte. Ich schwankte im Laufe der Jahrzehnte in meiner Ansicht von dem einen zum entgegen gesetzten Extrem!

Weder die offizielle Wissenschaft noch die rosarote Esoterik konnten für mich der Lehrmeister sein. Doch auch hier habe ich zeitweise mit beiden Seiten sympathisiert, bis ich nach langer Zeit meinen eigenen Weg gefunden habe und das ganze Geschehen heute aus *spiritueller Sicht* betrachten kann.

www.rainer-lange.org

Tumor ist wenn man trotzdem lacht!
3. Auflage - Taschenbuch und e-book

Eine abenteuerliche Geschichte mit unglaublichen Begebenheiten ist mir widerfahren. Wegen eines Gehirntumors musste ich operiert werden, doch hierdurch wurde mein Leben total verändert, alles Bisherige auf den Kopf gestellt.
Voller Zuversicht ging ich ins Krankenhaus. Doch nach der OP bekam ich eine Hirnhaut- und eine Lungenentzündung. Ich lag 3 Wochen lang im künstlichen Koma. Was ich im Koma erlebt habe, wünsche ich jedoch nicht meinem größten Feind. Es war kaum auszuhalten. **Realer als die Realität!**

Ein Horrortrip!

Ich war fast klinisch tot. Meine Verwandten kamen ins Krankenhaus, um mich ein letztes Mal zu sehen. Parallel, im Koma, habe ich meinen Tod in **meiner** Realität erlebt.

Entgegen der Erwartung der Ärzte bin ich dann doch nicht gestorben. Allerdings konnte ich nicht mehr laufen! Ich war halbseitig gelähmt, auf einem Ohr taub und konnte mit einem Auge nicht mehr sehen! Ich sah aus wie ein Monster. Mein rechtes Auge hing ganz unten und mein Gesicht war total schief.

Meine Laune wechselte zwischen Weinen und Lachen. Doch nur so konnte ich nach kurzer Zeit einen gewissen „**Galgenhumor**" entwickeln. Ich hätte sonst auch keine andere Möglichkeit gesehen, diese harte Zeit zu überstehen!

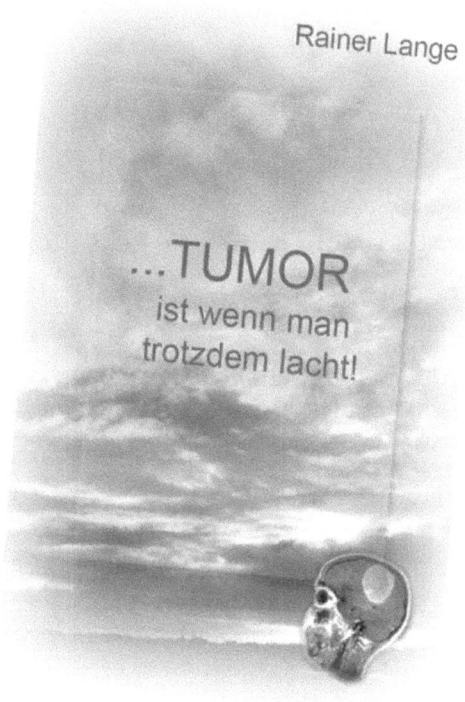

www.rainer-lange.org

Vegetarier braucht die Welt!
3. Auflage - Taschenbuch und e-book

Dieses Buch überzeugt von der Notwendigkeit einer vegetarischen Ernährung. Der Autor zeigt die wesentlichen Merkmale auf, an denen deutlich wird, was wir der Schöpfung und somit uns selbst sowie unserer Umwelt täglich durch den Verzehr von **Fleisch** antun.
Es werden eingehend die Aspekte ***Ethik – Gesundheit – Umwelt*** beleuchtet und durch zahlreiche Zitate Prominenter abgerundet.

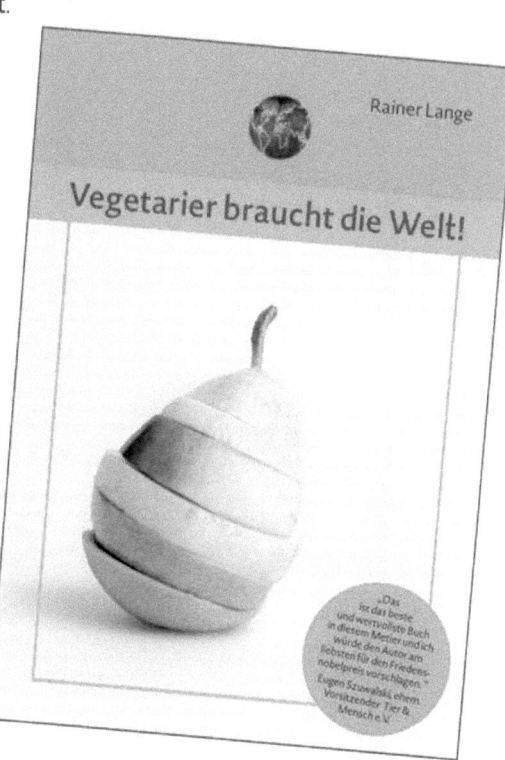

Der Autor konnte an eigenem Leib und Seele erfahren, welche elementaren positiven Veränderungen durch die Umstellung auf eine vegetarische Ernährung entstehen.

Es kann nicht sein, dass wir das Leiden und Töten anderer Lebewesen zur Grundlage unserer Gesundheit und unseres Glücks machen!

www.rainer-lange.org